長尾和宏の

死の授業

あなたは、
どう逝きたいか？
日本人は、
死に方を選べるのか？

ブックマン社

プロローグ

次のサクラは、僕等にあるのか？

この原稿を書いている今、季節は真冬である。

僕は、冬が大嫌いだ。そもそも寒いのが大の苦手であるし、何よりも冬は死にゆく人が多い気がする。僕の親父が自死したのも、そういえば冬だった。

真冬の真夜中のお看取りは、いつにもまして正直しんどい。2千人以上の患者さんを今まで看取ってきたが、それでも真冬の真夜中のそれは、「人は必ず死ぬのだ」という厳然たる事実を、普段よりよけいに突き付けられるような気持ちにさえなる。ご臨終を告げ、死亡診断書を書き、ご家族に「お疲れ様でした」と、介護と看取りの労をねぎらい、これからの相談をし、触れるとまだ体温を感じる患者さんのご遺体にお礼とお別れを告げて、外に出る。

またひとり、命の灯が消えた真夜中。寝静まった町の空気は凍えるほどに冷たい。しかし東の空は白々と明け始めている。

早く春が来ないかなあと思う。春が来れば、桜が咲く。

僕のクリニックでは毎年4月の上旬に、在宅患者さんや、ご家族を亡くされて間もない方々を大勢呼んで、近くの公園でささやかな花見の宴を開く。日本人は皆、桜が好きだ。僕も大好きだ。患者さん方も大好きだ。桜の開花は、長くしんどかった冬に終わりを告げ、今ふたたび生きる希望を、力を、日本人に授けてくれる。

医者はよく、患者さんのご家族にこう訊かれるものだ。

「先生、うちの主人はもう次の桜は見られませんか」

そんなのわからないよ、と僕は独り言ちる。果たして次の桜が見られるかどうか？ そんな保障がある人間は、この世にひとりとしていないからだ。しかし、この本を手に取ってくれたあなたは、そういうふうに桜を見たことがあるだろうか？ 今宵のこの桜が、自分にとって最後の桜かもしれないと思って、花を愛でたことが。

大袈裟な、とあなたは笑うかもしれない。しかし、もう20年が過ぎた阪神・淡路大震災で亡くなった人、先の東日本大震災で亡くなった人も、次の桜を心待ちにしていたはずだ。何も災害や事故で亡くなった人ばかりではない。僕は在宅医として、若い患者さんも数多く診ている。本書で取り上げるブリタニー・メイナードさんと同じように、脳腫瘍やがんになり、ある日突然、自分の人生のゴールが目前に迫っている事実を知り、茫然とする人もたくさんいる。

私に限って。なぜ、私だけがこんな目に。

そう嘆く人もいる。しかし、それは正しい認識ではない。

人は、100%死ぬのだ。

だが、そんな当たり前の事実に、医学もメディアも宗教も正対してきただろうか？

医学が著しく発達し、様々な延命治療が可能となればなるほど、「死」は敗北であると認識されるようになった。

僕が「尊厳死」という言葉を初めて聞いたのは、医学部5年生の時だった。医学部に入学した当時はまだ「安楽死」という言葉しかなかった。24歳の秋には「安楽死と尊厳死」という勉強会を主宰した。あれから30年余りが経った。医師になり、開業医になり、多くの人の臨終に立ち会い、沢山の気づきがあった。それは穏やかな最期があるという発見。石飛幸三（いしとびこうぞう）先生の著書『平穏死のすすめ』に啓発されて、在宅医の視点から、「平穏死」の本を数冊書いた。

さて、「尊厳死」、「安楽死」、「平穏死」の違いを知っている人が日本に一体どれくらいいるのだろう？　言葉遊びをするつもりは毛頭ないが、こんな単純な問いに、だいたいでもいいから答えられた研修医は、僕の知る限り、これまで皆無だ。多くの医者がわからないのだから、市民の皆さんにちゃんと説明できる人がいるわけもない。在宅医療に興味があるのなら、僕の本を読んでよと研修医に皮肉まじりに言っても、「読書は苦手なんで…」とまるで勉強する気がない。

こんな大切な命題を、より広く伝えることを諦めかけていた時に飛び込んできたニュースが、2014年秋のブリタニーさんの件――アメリカの29歳女性の安楽死報道だった。何よりも意外だったのは、多くの日本の若者がこの報道に反応したことだった。通常、死に関心があるのは高齢者で、若者は死に関心がないという固定概念が見事にひっくり返された。「9割の人が尊厳死に賛成し、7割の人が安楽死に賛成している」という、ある週刊誌の調査結果には腰を抜かした。「日本では安楽死は殺人罪で、尊厳死さえもグレー」という実態を知らない若者たちが、自由な感性と直観で、安楽死に大きく反応したのだ。

29歳女性の安楽死報道は、これまでタブーであった「死」を、多くの人に考えるきっかけを与えた。そして多くのメディアが「尊厳死」と「安楽死」を間違えて報道したことも、同様に「尊厳死」と「安楽死」の違いを考えるきっかけになったと思う。

死を言葉で語ることにどれだけの意味があるのか?

まして、「尊厳」や「安楽」や「平穏」といった形容詞をつけることにどれだけの意味があるのか、僕はずっと疑問だった。こんなに「死」に関する本を書いているくせに。いや、本を書き続けているからこそ、氷解せぬ疑問だったのだ。

しかし今回、「死」について何人かの若者と直接対話をする機会を得て、僕の予想は完全に間違えていることに気がついた。若者たちはなんと自由に(高齢者に劣らぬ感性で）「死」を考えていることだろう！　百人いれば百通りの生き方・逝き方がある。また、現代社会であるからこそ、それをたった3つの類型（尊厳・安楽・平穏）で論じることにも、きちんと意味があることに気がついた。

本書は、僕の「死」の授業の記録である。

およそ3時間、建前や立場を気にせずに、死に方について語った。学会や国会では決して出てこないであろう、日本の若者の死生観が炙り出された3時間になった。本書の中に、現代日本人の死生観、そして希望と絶望が凝縮されている。

ところであなたは、3時間も「死」について誰かと語り合ったことがあるだろうか？　もしくは、そんな対話ができる相手が近くにいるだろうか？　おそらく答えはNOだろう。恋人や家族だからこそ、本音を言えないということもある。ならば、本書を読んで、生徒のひとりとして参加してほしい。読んでいる途中できっと気がつくはずだ。どう死にたいか？　を考えることは、どう生きていくか？　を考えること、だと。

桜のことを書いたついでに、親鸞(しんらん)が詠んだ歌を紹介して、本書のプロローグを締めよう。

「明日ありと 思ふ心の あだ桜
夜半(よわ)に嵐の 吹かぬものかは」

この歌を詠んだ時、親鸞はたったの9歳。得度をする前日に詠んだ歌とも伝えられる。歌の意味は、こんな感じだ。

「咲き誇る桜を明日見ようと思っても、夜に嵐が来て、散ってしまうこともある。そんな桜の花の運命と同じで、明日、生きているかどうかは、私たち人間にも誰もわかりはしない」

親鸞が生まれたのは1173年(承安3年)。彼の少年時代は、源平の合戦によるクーデターやテロが横行し人々の心が荒んでいた上に、大地震や台風で飢饉が何度も起きていた。親鸞が5歳の時、彼が暮らしていた京都でも大飢饉（養和の飢饉）が起き、京都だけでも犠牲者は4万人に上ったという記録が残されている。京都の町中が死体にまみれ、悪臭に満ちていたという。死と隣り合わせの幼少期。ひとつの希望も見出せない、まさに末法（まっぽう）の世で、親鸞は出家を決意し、この歌を詠んだのだ。

でも、僕にはこうも読める。

「明日どうなるかわからない。だからこそ今日を精一杯生きようじゃないか」

もしも、この本を読んだ後に、あなたが同じような気持ちを持ってくれたならば、これ以上の喜びはない。

最後に、とてもわかりやすい形に編集頂いたブックマン社の小宮亜里氏に心から御礼を申し上げる。そして、「死」というテーマに心を開いて、僕とストレートな議論をしてくれた若者たちと、そんな機会を与えて頂いた天国のブリタニーさんに感謝申し上げる。

２０１５年　大寒と立春のあいだで　長尾和宏

目次

第一章

ブリタニーさんの
安楽死報道。
あなたは
何を思いましたか？

ブリタニーさん安楽死報道とは?

末期の脳腫瘍と診断され、余命6カ月と告げられたアメリカ人女性ブリタニー・メイナードさん（29歳）が、尊厳死が合法化されている米西部オレゴン州に移住し、「11月1日に尊厳死を実行します」と動画投稿サイトで予告した（2014年10月6日）。以降、「彼女には死を選ぶ権利がある」「自殺を美化するな」など、ソーシャルメディアでは若者を中心に賛否両論の書き込みがあふれた。

10月14日には、ブリタニーさんが書いたコラム「My right to death with dignity at 29」が大手メディアの『CNN.com』に掲載され、全米で尊厳死の権利に関する大論争に発展。

「私にとって、11月1日が〝その日〟だと思います。もしその日まで生きられていたらですが……。でも、その日までに私自身の考えが、決心が変われば、私は11月2日になっても生きていてもいいし、あるいはそれでも、すでにその日に私はいないかもしれません……。

そしていずれにしても、それは私の選択なのです。私のこの選択に反対している人は、私が〝自分で死ぬ日を決めている〟という大きな誤解をしています。そうではありません。私は〝生きる日〟を決めたいのです」

「『死』の決断は11月2日以降に下すことになるかもしれない」

その後のCBSのインタビューや、尊厳死を推進する民間団体のホームページに掲載された動画に表れる「闘病の果ての決断」と「死にたくない」という揺れ動く彼女の想いに、全米、そして世界からも関心が寄せられた。

「さようなら、親愛なる全ての友人たちと愛する家族のみんな。今日、私は尊厳死を選びます。この恐ろしい末期の脳腫瘍は、私からたくさんのものを奪っていきました。このままでは、さらに多くのものが奪われてしまったことでしょう。この世界は美しい場所です。旅は、私にとって最も偉大な教師でした。最も偉大な支援者は、近しい友人や仲間たちです。こうしてメッセージを書く間にも、私のベッドのそばで応援してくれています。さようなら、世界。良いエネルギーを広めてください。次へ繋げましょう」

（写真はAFP通信より）

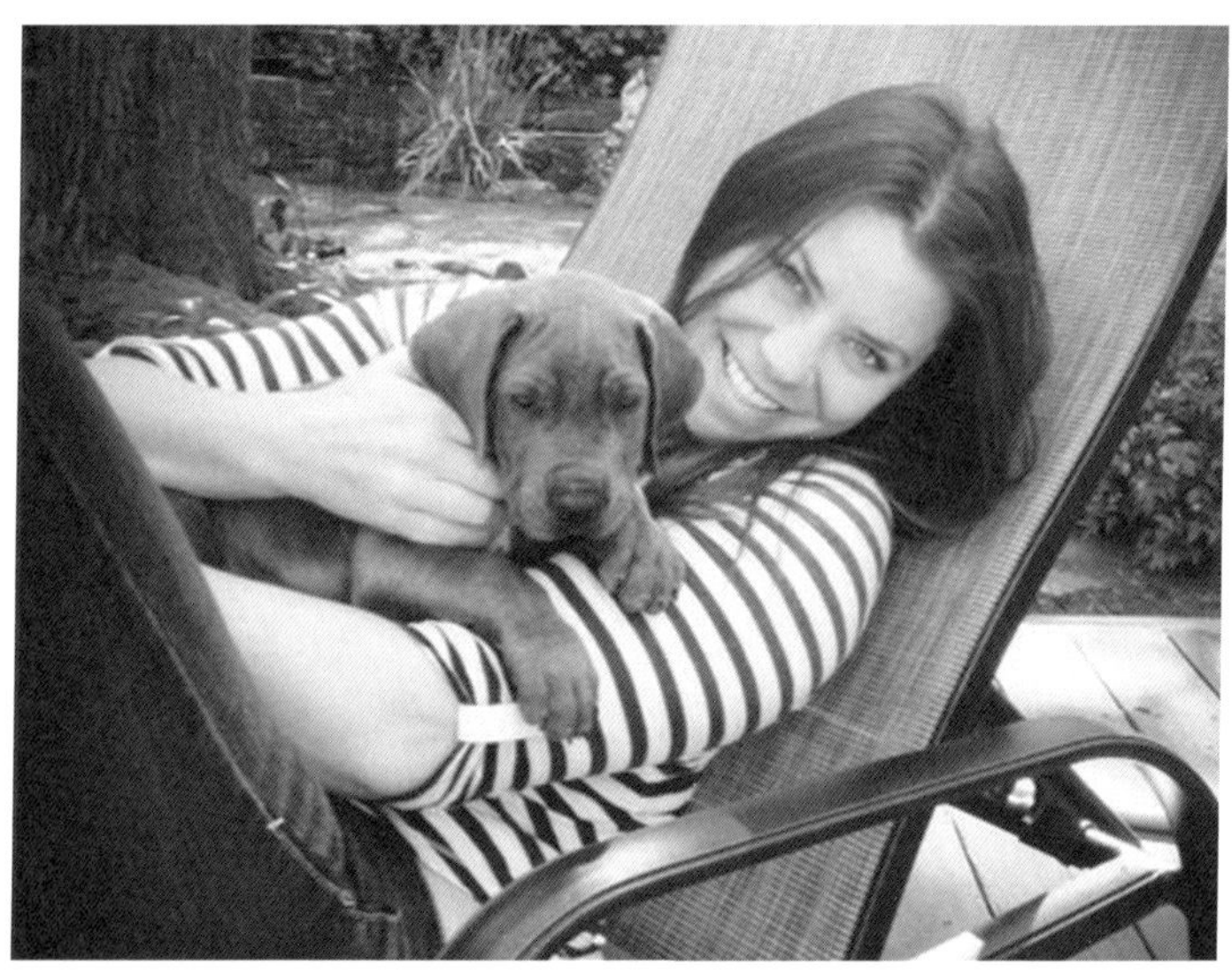

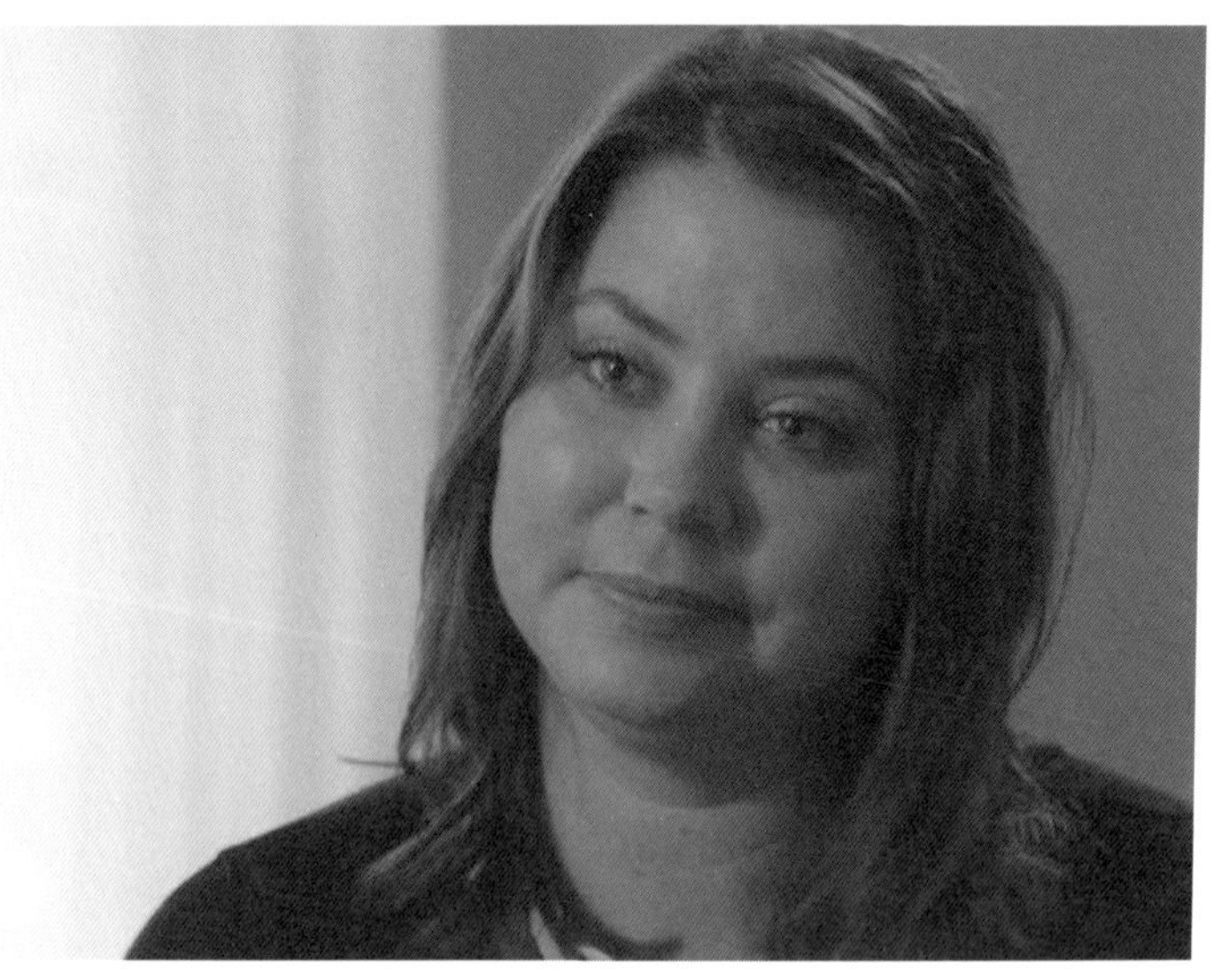

ブリタニーさんはソーシャルメディアに最後の投稿をし、予告通り、尊厳死を実行。米メディアは、ブリタニーさんが医師から処方された薬を自宅で服用し、11月1日に死亡したと翌2日に報じた。日本では3日、NHK『ニュース7』でのトップニュースを皮切りに、主要な報道番組で続々と取り上げられ、4日の新聞各紙でも報じられた。

＊　＊　＊

長尾　今回の報道が特徴的だったのは、若者たちからの反応が如実にわかったということです。フェイスブックやツイッターで、10代や20代の人が、「ブリタニーさん、死んだらダメだ」とか、「俺も安楽死したいよ」などといった様々な意見をダイレクトに表明しました。昨今のニュース番組は、こうしたネット上で話題となったキーワードを追いかけるという風潮があります。ニュースよりもSNS上の生の声がメディアを先行する場合が出てきました。今回の報道の仕方が、まさにその典型だったように僕は思っています。大多数のネットの声を、メディアが無視できず、逆に追いかけるような形で、新聞やテレビがブリタニーさんの件を掘り下げていったのです。実に画期的なことです。しかし基本的には、新聞はともかく、テレビというのは、「死」をテーマにした報道を好みません。なぜだと思う？

生徒A　その報道の影響で死ぬ人が出たら困るからでしょうか。

長尾　そう、それもあります。特に若者の自殺報道に関しては、派手に放送をすることで、視聴者が後追い自殺をしたら困るという懸念があるようです。もう20年以上も前になりますが、当時人気絶頂だったアイドルの岡田有希子さん（当時18歳）という少女が、所属事務所の屋上から飛び降り自殺するということがありました。テレビや週刊誌は、連日にわたって彼女の自殺の真相を探る報道をしました。その結果、彼女が自殺した１９８６年4月の20歳未満の自殺者は１１５人とも報道され、その後も「有希子さんのところへ行く」と書き置きをして男子高校生が駅ビルの屋上から飛び降り自殺するなど、若者による後追い自殺が続出するという痛ましい現象が起きた。自殺報道の取り扱いに配慮が求められるようになったのは、岡田有希子さんの件がきっかけだったかもしれません。しかし、それ以外にもメディアが死の報道を嫌う理由がある。Bさん、何か思いつくことはありますか？

生徒B　……うーん、あんまり見たくないから。

長尾　何を見たくないの？

生徒B　……そういう、悲しい報道を、です。

長尾　つまり、Bさんは死の報道は悲しいと思うんだね？

生徒B　悲しいし、暗い気持ちになります。すみません。

長尾　なるほど。君は優しい人なのでしょう。そして、今Bさんが言ったことがまさに日本の国民感情を言い表してもいるのです。日本のメディアが「死」をあまり取り上げたくない理由。それは、視聴者から、テレビが死を扱うなんて不謹慎だというクレームが入るのが怖いのです。日本人は、そもそも死を大きな声で語りたがりません。語ることを、「不謹慎」だと考える向きがあるのです。

不謹慎（ふきんしん）

長尾　この言葉の意味を、誰か正確に答えられる人はいますか？

生徒C　……よくわかりません。

長尾　日常にあまり使うことはない言葉かな。辞書によれば、不謹慎という言葉は、「つつしみがないこと。不真面目なこと」とあります。つまり、死を大っぴらに語るということは、つつしみがなくて、不真面目なことらしいのです。

生徒B　どうして死を語ることが不真面目なのですか？　みんな死ぬじゃないですか。

長尾　ありがとう。僕もBさんと同じように考えます。死を公に語ることが不真面目？　それって、何か変じゃないのかな？　包み隠すことで、かえって不都合も起きてくるんじゃないのか？　そんな思いに突き上げられるようにして僕は死に関する本を、ここ数年で何冊も書いてきました。だけどね、最初の僕の死に関する本『平穏死　10の条件――胃ろう、抗がん剤、延命治療いつやめますか？』というタイトルを出版した時、僕は84歳になる実の母親から怒られたんです。

「和宏さん、あなたは医者なのに、死ぬ本を書くなんて不謹慎ですよ。医者ならば、もっと長生きするための本を書きなさい」ってね（笑）。

死を語ること≒不謹慎？

生徒C　つまり、お医者様が、死に関する本を書くのも不謹慎ということですか？

長尾　どうやらそうらしいのです。でも、おかしいと思いませんか？　僕は、クリニックの院長でもあり、在宅医療の医者でもあるから、日々たくさんの看取りをさせてもらっています。がんの人も、認知症の人も、時には子どもの死も看取る。町医者になって20年あまり、実に多種多様な終末期と旅立ちを見てきました。だからこそ、死について書きたいことがたくさんあるのですが、実の母親にだって怒られるんですよ。ましてや、テレビは言わずもがなです。だけどその一方、僕がここ数年、死について言い続けてきたことで、少しはテレビ報道の風潮も変わったんじゃないかな、と自負しているところもあります。というのも、先の『平穏死　10の条件』を出版した2012年の頃は、何人かのテレビディレクターさんにこう言われた。「終末期医療と死の問題は、とても大切なことだから、番組で取り上げたいけれど、僕が担当しているのは朝の番組だから、難しいです。朝から死を扱うのはちょっとねえ」と。つまり、朝っぱらから縁起でもないっていうことなのでしょう。

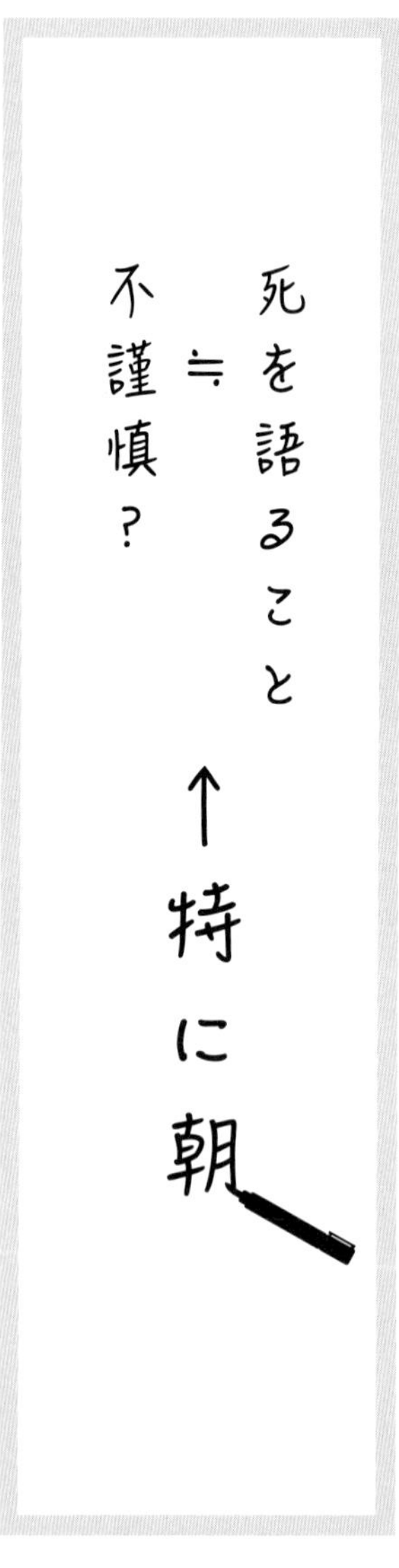

別に、こうした日本人の美意識を否定しているわけではないのです。「縁起でもない」と

いう感覚はもちろん僕にもあるし、「空気を読む」などを良しとする日本人独特の繊細さは、嫌いではない。海外に仕事で行くと、日本人の繊細さがすぐに懐かしくなります。日本はいい国なんだなあと海外に行くたびに思います。医療にしたってそう。日本の医療はダメだ、なんて叩くメディアも多いけど、日本の医療制度は世界でも指折りのいい制度。いい国なんだけどね、「空気を読む」ということをメディアが過剰に意識し過ぎて、真っ向から取り上げるべきことを、「不謹慎だというクレームが怖いから」という理由で報道しない。それは、「美徳」とは言わない。「萎縮（いしゅく）」です。これは、いかがなものかなと思う。だったらもっと不謹慎なテーマをテレビで扱うのをやめろよと言いたくもなります。

もう一点、民放のテレビ番組というのは、当たり前のことですが、NHKと違って国民が受信料を支払っているわけではない。基本、企業からのCM料で成り立っていますから、スポンサーの気に入らない番組を作って、怒られるのが怖いんです。実際は怒られなくても、作る前から萎縮してしまっている部分がある。たとえば、僕は、『ばあちゃん、介護施設を間違えたらもっとボケるで！』（2013年）という本を出したのですが、その時もある民放のテレビ局の人からはこう言われました。

「介護施設の問題点を指摘した素晴らしい本ですが、うちは老人ホームをやっている企業様がスポンサーなので、この本を紹介することはとてもできません」

番組制作者は、スポンサーにお伺いを立てるまでもなく、ヤバそうだ、という空気だけで取り上げるのをやめてしまう。

生徒A　それはひどい話だと思います。そういうことをしているのは東電がらみのテレビ番組だけじゃないんですね。

長尾　いやいや、どんな番組だって少なからずそういうところはありますね。たとえば、タバコの問題もそうです。タバコというのは、がんや認知症、その他あらゆる病気のリスクを数倍に引き上げます。早死にしたければタバコを吸えばいい。ある意味、麻薬よりもよほど体に悪いと思っています。タバコがこの世からなくなれば、健康寿命は相当伸びるし、医療費も如実に下がるはずです。僕は禁煙の本も出しているほど、禁煙運動に積極的な立場ですが、テレビの報道はそれほど禁煙啓発に積極的ではありませんよね。それは、ＪＴが巨大企業だからに他ならない。このように、スポンサーの顔色を見過ぎて、報道すべきテーマがあっても報道できないというね。悲しいけど、それが日本の現実なんです。テレビだけではなく、新聞の報道にだって少なからず言えることです。

少し話がそれました。そう、平穏死のことです。先に申し上げたように、２０１２年は午前の番組では報道してくれなかったけれど、２０１３年の夏に、フジテレビの朝の看板ワイドショー『とくダネ！』が、僕のところに取材に来てくれて、堂々と「平穏死」についての報道をしてくれました。朝の９時台にです。これは僕も嬉しかった。はじめは小さな声であっても、それを町医者が言い続けることで、こうしてメディアが変わっていくことがあるんだと実感したのです。

生徒C　その時は、番組の視聴者から「不謹慎だ」というクレームはなかったということでしょうか。

長尾　少なくとも僕は、そういうクレームがあったという連絡は、テレビ局の人からは受けていません。激励のメッセージはたくさんもらったけれども。

さて、そうした日本のメディアの背景を少し皆さんに知ってもらった上で、ブリタニーさんの安楽死報道について考えていきましょう。僕は、終末期や死に関する本をたくさん出しているし、また、これは後から詳しくお話しますが、〈日本尊厳死協会〉というところの副理事を務めているので、ブリタニーさんの一件に関して、たくさんの取材を受けました。残念なことに、記者がまったく理解を深めずに勢いで書いてしまったような、とんちんかんな記事もたくさん出回りました。

その中で、雑誌『週刊文春』（２０１４年11月20日号）の記事は簡潔かつ大変わかりやすくまとまっていたように思うので、まずはこの記事を皆さんと一緒に読んでいきたいと思います。


〈愛する家族、友人よ、さようなら。世界は美しかった〉


こうフェイスブックに書き残し、アメリカ人女性のブリタニー・メイナードさん（享年29）は十一月一日（現地時間）、医者から処方された薬を飲んで自ら命を断った。

ブリタニーさんは末期の脳腫瘍になり、今年四月に余命半年と宣告された。その後、自宅のあるカリフォルニア州から、医師の「自殺幇助（ほうじょ）」による「安楽死」が法的に認められているオレゴン州へと引っ越した。

この「安楽死」は、世界的に見ても、オレゴン州などアメリカの五つの州と、オランダやスイスなどのヨーロッパの一部の国で認められているだけだ。

一方、日本では「安楽死」は認められていない。現状では終末期に「尊厳死」を選択するか否かが焦点となっている。

尼崎で開業医をしながら、日本尊厳死協会の副理事長を務める長尾和宏医師が二つの違い

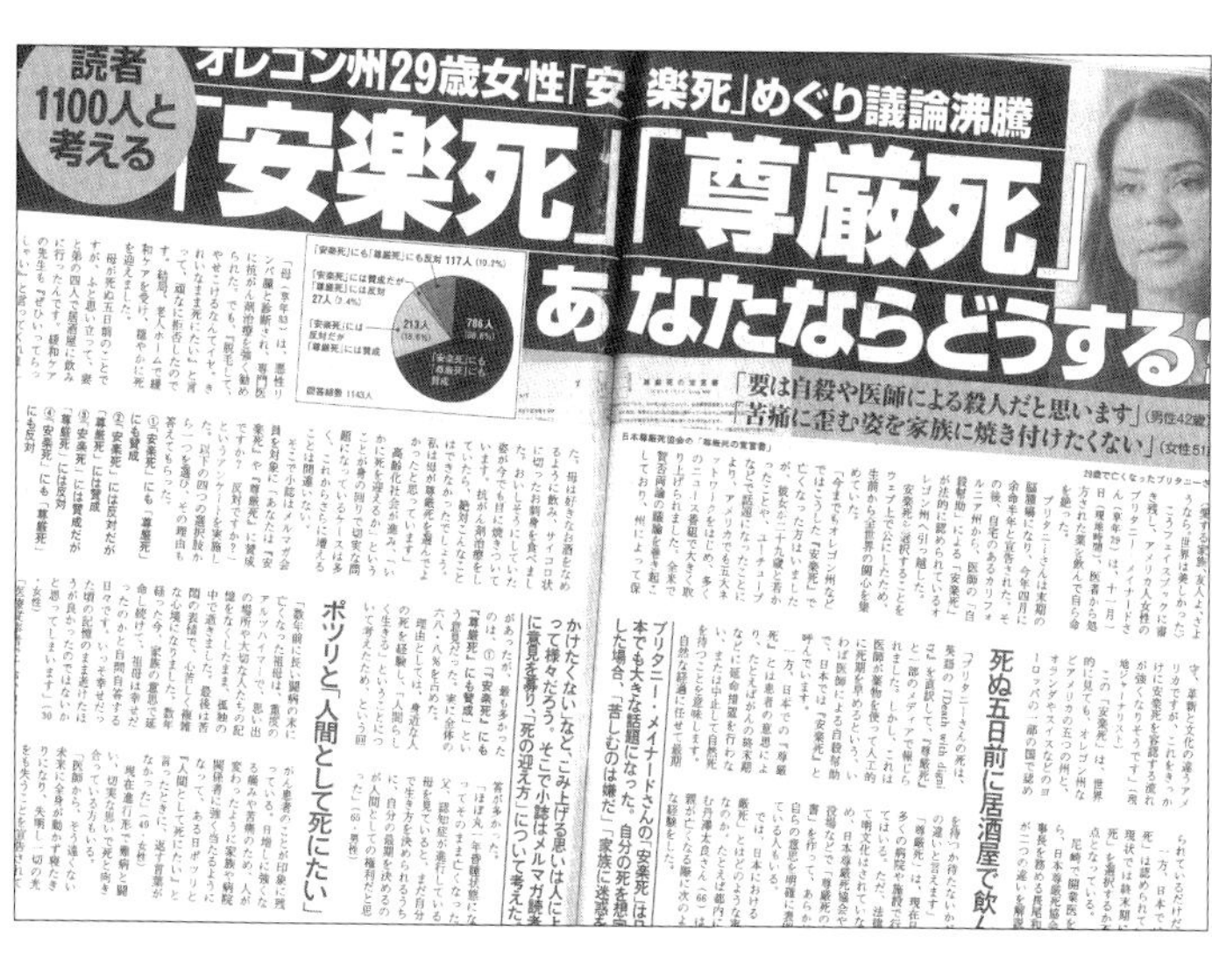
読者1100人と考える

オレゴン州29歳女性「安楽死」めぐり議論沸騰

「安楽死」「尊厳死」あなたならどうする?

「要は自殺や医師による殺人だと思います」（男性42歳）

「苦痛に歪む姿を家族に焼き付けたくない」（女性51

死ぬ五日前に居酒屋で飲ん

ポツリと「人間として死にたい」

を解説する。

「ブリタニーさんの死は、英語の『Death with dignity』を直訳して、『尊厳死』と一部のメディアで報じられました。しかし、これは医師が薬物を使って人工的に死期を早めるという、いわば医師による自殺幇助で、日本では『安楽死』と呼んでいます。

一方、日本での『尊厳死』とは患者の意思により、たとえばがんの終末期などに延命措置を行わない、または中止して自然死を待つことを意味します。自然な経過に任せて最期を待つか待たないかが両者の違いと言えます」

「尊厳死」は、現在日本の多くの病院や施設で行われてはいる。ただ、法律として明文化はされていないため、日本尊厳死協会や公証役場などで「尊厳死の宣言書」を作って、あらかじめ自らの意思を明確に表明している人もいる。

そこで小誌はメルマガ会員を対象に「あなたは『安楽死』や『尊厳死』に賛成ですか？反対ですか？」というアンケートを実施した。以下の四つの選択肢から一つを選び、その理由も答えてもらった。

①「安楽死」にも「尊厳死」にも賛成
②「安楽死」には反対だが「尊厳死」には賛成
③「安楽死」には賛成だが「尊厳死」には反対
④「安楽死」にも「尊厳死」にも反対

千百四十三人からの回答があったが、最も多かったのは、①「『安楽死』にも『尊厳死』にも賛成」という意見だった。実に全体の六八・八％を占めた。

理由としては、身近な人の死を経験し、「人間らしく生きる」ということについて考えたため、という回答が多かった。

続いて多かったのは、②「『安楽死』には反対だが『尊厳死』には賛成」という回答。

一八・六％だった。

こちらは、身近な人が実際に「尊厳死」により安らかな死を迎えられたから、という理由が目についた。一方、自ら死期を早める「安楽死」へは違和感を覚えるという意見が代表的だ。

④「『安楽死』にも『尊厳死』にも反対」という意見は一〇・二％だった。

理由は、「名前を変えているだけで、要は自殺や医師による殺人だと思う」（42・男性）という根本的な意見もあったが、そもそも「余命宣告が当てにならない」という声が多い。「余命宣告以上に長生きする人はたくさんいる。命があるまでは生きるべきだと思う」（35・女性）

また、「家族には少しでも長く生きてほしいから」という願いも多かった。

今回、①「『安楽死』にも『尊厳死』にも賛成」と②「『安楽死』には反対だが『尊厳死』には賛成」の選択肢を合わせると、「尊厳死」に対しては実に八七・四％もの支持が寄せられた。ただ、実際に「尊厳死」を迎えようとしても、うまくいかないことも少なからずあるという。前出の長尾医師はこう語る。

「『尊厳死』できるかどうかの鍵は、家族との関わりにある。親孝行の文化のある日本では、自分自身は延命治療を望まないのに、家族に対しては延命治療を望む人が多い。もし『尊厳死』を望むのであれば、元気なうちに家族と話し合い、自分の意思を文書に残しておくべきでしょう」

死は全ての人に訪れる。よく考えて、来るべき日を迎えたい。

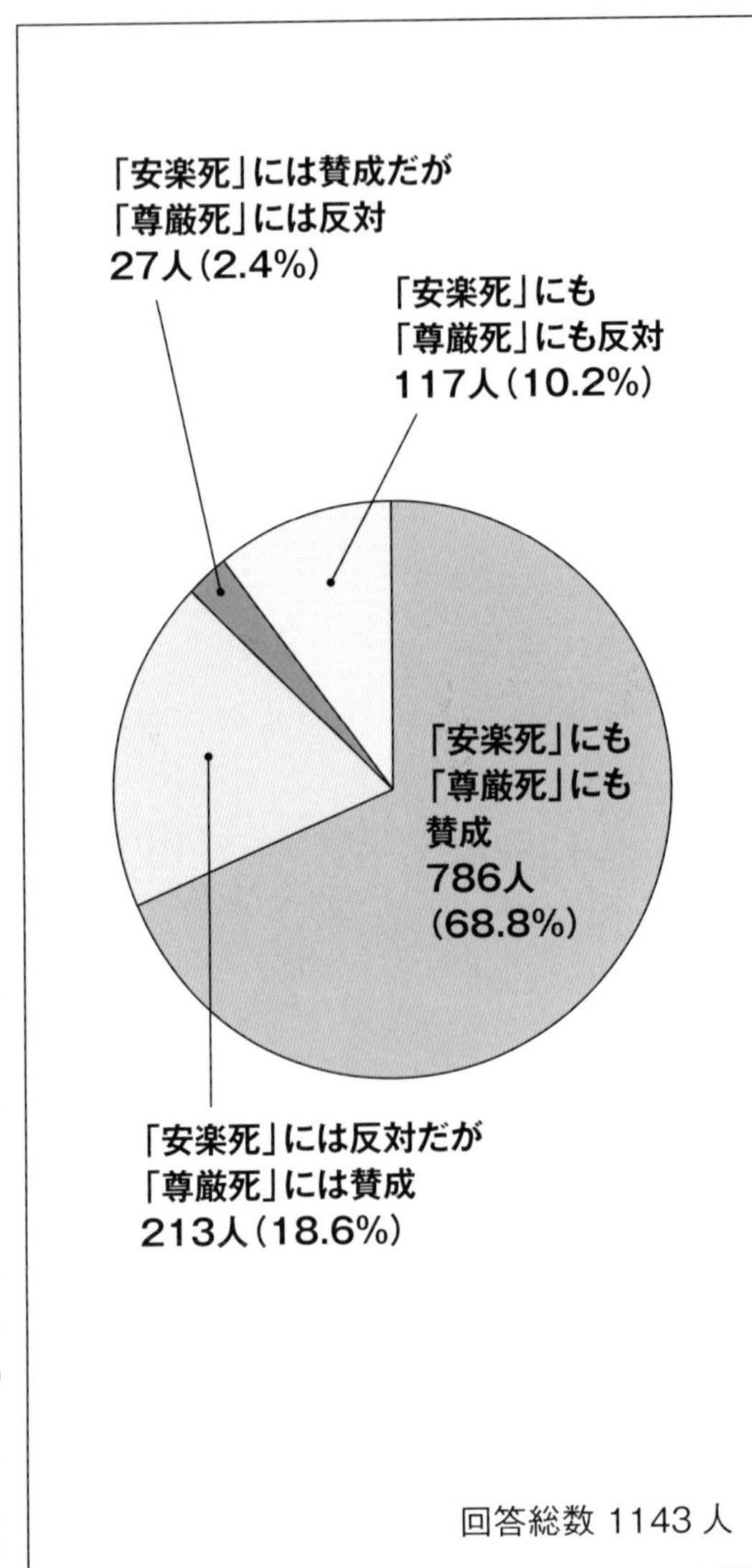

（『週刊文春』2014年11月20日号より抜粋）

長尾　では、この記事の内容を踏まえて、皆さんに質問をしていきます。死に関して、「正解」などありません。だから皆さんそれぞれの主観で語ってほしいと思います。生徒Dさん、あなたは今何歳ですか？　女性にいきなり年齢を訊いて申し訳ないけれど。

生徒D　私は28歳の社会人です。まだ独身です。今は東京で一人暮らしです。

長尾　Dさん。君は今まで、誰かの死を直接、目の当たりにしたことはありますか？

生徒D　そうですね。一度、親戚の叔母の死を見ました。お葬式で。

長尾　お葬式で。それはつまり、死ぬ瞬間ではなくて、死んだ後の叔母さんのご遺体を見た、ということだね？

生徒D　はい。死んだ後です。最期には立ち合いませんでした。だから、誰かが死ぬ瞬間や死の間際の人を見たことはないです。

長尾　今の20代の人であれば、死に接する機会などは、およそそれくらいのものでしょう。一昔前までは家で亡くなり、そのまま家の使い慣れた布団に寝かせて、葬儀屋さんが持ってきた棺桶に家族皆でご遺体を移動させて、お通夜もお葬式も家でやるのが当たり前だったのです。人の死は、日常にありました。しかし今は、そうした光景が珍しくなりました。特に都市部においては、一連の死の儀式を葬儀会館や火葬場で行ってしまうから。病院で亡くなって、自宅には戻らずにそのまま火葬場に直行するというケースも珍しくなくなってきました。そうなればなるほど、街場から死が見えなくなっていきます。

歴史を紐解いていけば、大昔は、もっともっと死は身近なものでした。たとえば、僕は空海さんや親鸞さんが大好きなのですが、あの時代は、人が死ねばどんどん川べりに死体を放置していった。お坊さんは、川辺で死体の山を前にして念仏を唱えていたのです。自然に死体が腐乱し、朽ちて川に流れていくのが当たり前の光景でした。だから当時は、小さい子どもだって人が死ぬとどんなふうに形を変えていくのかを知っていたわけです。

さて、Dさん、28歳ということは、安楽死を選んだブリタニーさんとほぼ同年代だということです。同年代の女性として、この記事を読んで何を感じましたか。

生徒D　ブリタニーさんの報道は、テレビのニュースをいくつか見て、何となくは知っていましたが、所詮アメリカのニュースというか、特に感想というほどのものは持たなかった、というか。今初めて、真剣に考える機会をもらったのかもしれません。長尾先生が言われたように、私とほぼ同じ年なんだなあって……それでも不幸にも、死んじゃうこともあるということが、まず怖いです。ブリタニーさんは、怖くなかったのかなあって。

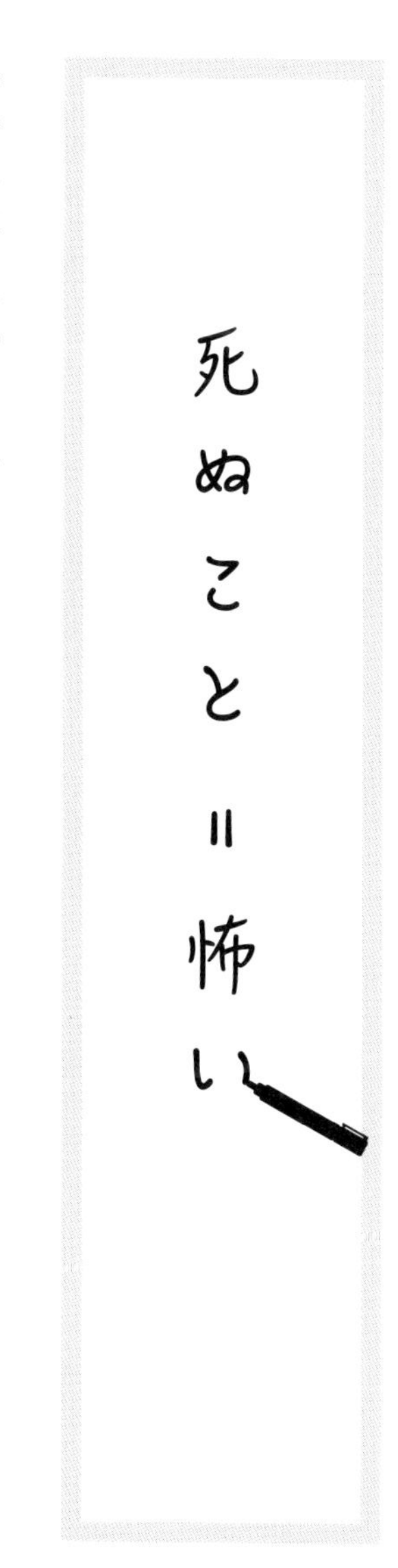

長尾　素直な感想をありがとう。確かに、死ぬのは怖いよね。

生徒D　長尾先生も死が怖いのですか？

長尾　そりゃあ怖いですよ、僕は患者さんの死は、２０００人くらい見てきたが、自分で死んだことはないですからね。そういう意味では、死とは常に他人事なんですよ。

生徒D　そうなんですか。長尾先生はお医者様で、たくさん人の死を見てきているのに。それでも死は怖いと感じるのですか。

長尾　当たり前です。死は怖い。程度の差はあれ、死がまったく怖くない人なんて、果たしているんだろうか。まあ、空海さんや親鸞さんのように、悟りを開いたお坊さんなどは別としても、生きとし生ける者は基本、死ぬことは本能として怖いのではないでしょうか。

つまり、こういう考え方もできます。生きている者にとって、死は常に恐怖であるから、生きていられると。もしも、死が楽しいものであったり、素敵なものだと本能でわかっているのなら、この世界で嫌なことがあったら、人間はすぐに死にたくなるんじゃないのだろうか。今よりも生きているのが嫌になるかもしれないよね。あらゆる生き物は本能として死を感じるかもしれませんが、知識として「死」を知っているのは、人間だけ。だから人間は死が怖い。ほかの生きとし生ける者よりも恐怖を抱くのです。

死は常に未知の世界である。←
未知の世界であるものに、←
人間は恐怖を抱く。
怖いところに行くのは嫌だ！←
だから考えたくない！

それでも僕は、ここにいる若いあなた方よりは、死が怖くないはずです。それは、年齢を重ねた分、あなた方よりも死に近い場所で生きているからなんです。僕のほうが死を身近に感じられるのは事実です。老いるとは、そういうことなのだと思います。

でも、Dさん。あなたと同年代のブリタニーさんは、自分の病がもう治らない、死に向かうしかないと知って、自ら安楽死という選択をしました。そのことについて分析をした、この週刊文春の記事について、何を思いますか？

生徒D　うーん、この手の記事って、すぐに、何％の人が賛成／反対とかをアンケートを取って発表したがるけれど、そういう外野の人は置いておいて、家族と本人が、それでよければいいんじゃないかなと思います。ブリタニーさんの件も、本人とご主人が納得していたのなら、周囲がそれ以上とやかく言う権利は、私にはないような気がします。

死に方を選ぶ＝本人と身内の問題？

長尾　なるほど。どんな死に方を選択したって、それをああだ、こうだと他人が外野から言うのはおかしいんじゃないかと。よけいなお世話じゃないかと。他に、この記事を読んで意見のある人はいますか？　生徒Eさん、君はどう思う？

生徒E　僕は34歳で結婚もしていて子どももいます。この記事を読んでまず感じたのは、「尊厳死」という言葉自体が、身近ではないというか、よくわからないということです。一方、「安楽死」という言葉は昔からあったような気がするのです。たとえば、保健所に連れて行かれた犬は、注射で安楽死をさせられるんだとか、そういう言い方は子どもの頃からしていたような気がします。この記事を読んでも、僕には「尊厳死」と「安楽死」の違いがよくわからないのです。あと、先ほど長尾先生が言ったようなフェイスブックやツイッターをいくつか読んでいると、「尊厳死」や「安楽死」は自殺とか殺人である、と言っている人までいて、このあたりの棲み分けが、どのようになっているのかがさっぱりわかりません。法律上の定義なのか、考え方の違いなのかさえも、理解できません。

長尾　生徒E君、素晴らしい問題提起です！　今、君が言ったことが、今回の授業のメインテーマであると僕は考えています。「尊厳死」と「安楽死」。この2つの聞き慣れない言葉が、ブリタニーさんの死をきっかけに、メディアで飛び交っているような印象を皆さんは受けているのではないでしょうか?

尊厳死/安楽死

生徒F　私は25歳です。社会人3年目です。今回のブリタニーさんのニュースは大変興味深く、彼女について報道している番組をいくつか見ました。一番熱心に報道していたのは、NHKだったように思います。でも確かに、多くの報道が、尊厳死と安楽死がぐちゃぐちゃだった気がします。テロップには「安楽死」と出ているのに、コメンテーターは「尊厳死」と言ってみたり。

生徒G　僕は、他の国では、「安楽死」と「尊厳死」という言葉の棲み分けはないと聞いたんです。

長尾　それは誰に聞いたの?

生徒G　ツイッターだったと思います。日本は、「安楽死」と「尊厳死」という言葉が2つあるけど、そんなのは世界的には意味がない、みたいなことを読みました。先生、日本でわざわざ「尊厳死」という言葉を作る理由って何なのですか？

長尾　実はその通りです。外国では安楽死も尊厳死も一緒くたなんです。

では日本語ではどう定義付けられているのか、試しに辞書で「安楽死」を引いてみようか。まずは広辞苑から。どう書いてあるだろう。

> 広辞苑　【安楽死（あんらくし）】
>
> 助かる見込みのない病人を、本人の希望に従って、苦痛の少ない方法で人為的に死なせること。

生徒G　人為的に死なせるって、殺人ではないのですか。

長尾　そのあたりの議論をもっと深めていきたい。では、「尊厳死」という言葉を広辞苑はどう扱っているでしょうか。もう一度開いてみましょう。

広辞苑　【尊厳死（そんげんし）】
一個の人格としての尊厳を保って死を迎える、あるいは迎えさせること。近代医学の延命技術などが、死に臨む人の人間性を無視しがちであることへの反省として、認識されるようになった。

次に、他の辞書でも「安楽死」と「尊厳死」を引いてみようか。

【安楽死（あんらくし）】
〔三省堂国語辞典〕→はげしい痛みに苦しみ、しかも助かる見こみのない病人を、本人の希望を入れて楽に死なせること。安死術。ユータナジー。オイタナジー。

〔新明解国語辞典〕↓植物状態になる以前の患者の意志により患者の生命維持装置をはずしたり激しい痛みに苦しむ患者に劇薬を投与したりすることによって患者が死ぬこと。普通前者を「尊厳死」、後者を狭義の安楽死として区別するが、後者は未だ必ずしも合法とは認められていない。

〔大辞林〕↓助かる見込みがない病人を苦痛から解放する目的で、延命のための処置を中止したり死期を早める処置をとること。また、その死。安死術。オイタナジー。

【尊厳死（そんげんし）】

〔三省堂国語辞典〕↓もう助かる見こみのない病人に対して、本人の意思にもとづいて、無意味な延命処置をせず、痛みをとめる治療をしながら、人間としての尊厳を維持して、安らかな死をむかえさせること。また、その死。

〔新明解国語辞典〕↓人間として、自分の意志で死を迎えること。現在の医療技術では回復が不可能で死を迎えるしかないがんの末期などの場合、延命のための治療行為を断り、自らの意志で死を迎えようとする考え。リビングウイル。

〔大辞林〕↓助かる見込みの全くないままに長期間にわたって植物状態が続いたり、激しい苦痛に悩まされ続けている患者に対し、生命維持装置などによる人為的な延命を中止し、人間としての尊厳を維持したまま死を迎えさせること。

ブリタニーさんが、安楽死をするためにわざわざ引っ越しをしたのは、アメリカのオレゴン州というところです。ご存知のように、アメリカという国は州によって少しずつ法律が異なります。特に、アメリカ連邦政府は、死に関する法律を国家で語ることを避けてきた背景がある。これは日本と同じです。そのため、州ごとに安楽死についての法律があったりなかったりします。さてここでもうひとつ、知識を深めましょう。皆さんに知っておいてほしい言葉があります。だんだんややこしくなるよ、ごめんね。今皆さんに、安楽死と尊厳死の違いを辞書を引いて説明したところですが、実は安楽死と一言で言っても、大まかに次の２つの方法に分けられるのです。

【安楽死】には、2つの方法がある！

＊1
医師が直接、安楽死を希望している患者さんに注射などを用いて薬を注入し、死亡させること。

＊2
安楽死を希望している患者さんに、いつでも死ねるように薬を処方すること。つまり、死の瞬間に医師は不在であってもいい。

このことをPAS（physician-assisted suicide）とも言う。

（physicianは医師という意味）


つまり、ブリタニーさんが亡くなったのは、＊2の方法です。さて、この2つの方法の違いから、何か感じることはある？

生徒E　＊1の、医師が直接注射をする安楽死のほうが、より殺人に近いような気がします。

長尾　僕もそう思います。しかし殺人に近いと言っても、その大前提として患者さん本人の自己決定（リビングウィル）があるということ、そして患者さんの状態が不治かつ末期であること、この2つの条件が揃った上で認められるのが安楽死です。＊1の安楽死の方法は、患者さんは受動的。医師の注射によって死ぬ。確かに、殺人に近いね。一方で、＊2の方法による安楽死は、患者さん次第。医師は死ぬための薬を処方するだけ。だから、その薬をお守りのように持ち歩いて、結局、その薬を飲まずに終わる人だって中にはいると思います。医師による間接的な自殺ほう助（PAS）と言ったほうが正確かもしれません。でも、この価値観だって人それぞれです。＊1 ＊2 の安楽死のどちらにしたって医師による立派な殺人である！と主張する人だって日本には大勢います。

そもそも日本の刑法では、自殺ほう助は犯罪です（刑法202条）。しかし、ブリタニーさんの一件を知って、犯罪という言葉に首を傾げる人も中にはいるでしょう。どちらの意見も、僕は否定するつもりはありません。

さて、アメリカでは、2014年現在、全州において＊1の安楽死は違法とされています。しかし、＊2の安楽死は、ブリタニーさんが亡くなられたオレゴン州をはじめ、バーモント州、ニューメキシコ州、ワシントン州、モンタナ州で法的に認められているのです。

生徒A　だからブリタニーさんは自分で、ネットを使って「いつ死にます」と予告できたのですね。自分で死のタイミングを決められたから。

長尾　そうですね。自宅で好きな時に薬を飲むことが可能だったはずです。このように安楽死に2種類あると知ってもらった上で、もう一度、尊厳死と安楽死の話に戻りましょう。さらにややこしくなるよ、ごめんね。

実は、オレゴン州とワシントン州の安楽死法は、〈Death With Dignity Act〉という言葉を用いています。「デス　ウィズ　ディグニティ」。この言葉を訳せる人は？

生徒D　あれ？「デス　ウィズ　ディグニティ」は、尊厳死のことではないのですか？

長尾　当たりです。そう、これを日本語に直訳すると、「尊厳ある死」となります。

生徒E　では、欧米で言うところの「尊厳ある死」というのは、日本では「安楽死」となるのですか？　意味がわかりません。

長尾　つまり、アメリカ人にしてみれば、日本語で言う安楽死が「デス　ウィズ　ディグニティ」。じゃあ、日本語の定義で言うところの尊厳死は……相当する言葉が存在しません。でも、しいて言うなら「自然死」かな。この他に、「ユータネイジア（Euthanasia）」という言葉があります。医学専門用語なので、こちらの言葉は、日常会話ではあまり使わないという話も聞きました。アメリカ人から見ると、こちらが先ほどの＊1の安楽死を意味するのです。ちなみに、ユータネイジアの語源はギリシャ語で、「良き死」あるいは「幸福な死」を意味します。だんだん複雑になってきたけど、ここまで大丈夫かな？

生徒E　少しわかってきたような気がします。

長尾　な？　ややこしいやろ。これを取材しに来る記者にいちいち説明するだけで、取材時間が終わっちゃうんです。だから取材がいつも、尻切れトンボになる。それくらい、この違いをうまく説明できるジャーナリストは、日本にほとんどいないと思うから、今日の授業で君たちは相当、死の知識に関して賢くなるはずです（笑）。この言葉の受け止め方の違いこ

デス ウィズ ディグニティ

Death With Dignity

↓

直訳すると「尊厳ある死」となるが、

日本では「安楽死」相当

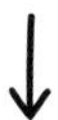

欧米の「尊厳ある死」と

日本語の「尊厳死」は全く違う!?

尊厳死	安楽死
日本では法律がない	日本では違法（犯罪）
不治かつ末期の状態において無駄な延命治療をしない。	不治かつ末期の状態において薬物によって死期を早める。
↓	↓
自然な最期	意図的な最期

そが、今回のブリタニーさんの報道でも混乱を招いた本質です。ではなぜ、アメリカでは日本でいう尊厳死に当てはまる言葉はないのか？　Bさん、なぜだと思いますか。

生徒B　そうですね、おそらく、尊厳という概念がアメリカにはないいんじゃないでしょうか。うまく言えませんが。

長尾　えっ？　アメリカには尊厳という概念がない？　大胆な仮説だねえ。あなた、そんなことをアメリカで言ったら殺されるよ、「失礼なこと言うな！」って撃たれるかもしれないよ。アメリカは日本よりも個人主義を重視する国だからでしょうか、日本の尊厳に言い替えられる言葉はたくさんあるのです。「Dignity」、「maj esty」,「sanctity」,「pride」……これらは皆、尊厳という言葉に置き換えが可能です。ではなぜ、日本と同じ意味での「尊厳死」の定義がないのか? これはヨーロッパ各国にも同じことが言えます。

先ほどから申し上げているように、日本の文化では、安楽死と尊厳死は別物として一応定義付けています。しかし、欧米諸国では、日本語で定義している尊厳死は自然死のことであり、当たり前のことなんですよ。皆さん普通に尊厳死で死んでいきます。当たり前過ぎて、言葉を定義付ける必要がないから、日本語における「尊厳死」という意味の言葉に相当するものが存在しないのです。あえて言うなら、〈Natural Death〉でしょうか。

生徒G　それはつまり、欧米では、死の間際における延命治療を患者さんや家族の意思で外すことができるということですか?

長尾　今のGさんの発言は、当たっているようで、大事なところが違っています。欧米では、本人の意思が明確で尚かつ終末期(人生の最終段階)と判断されるならば、医師の決裁で延命治療を止めることができる、と言うほうが正しいです。

生徒A　え？　日本では医師が延命治療を止められないんですか……。

長尾　止められません。医師が勝手に延命治療を止めたら、それこそ殺人罪で家族から訴えられる可能性がありますからね。そういう事件を、いくつか聞いたことがあるでしょう？

生徒A　それなら、誰が止めるんですか？

長尾　まずは本人の意思を明確に文書で表明しておかなければならないのです。

生徒C　だけど、死の間際で、本人は意志表示できないでしょう？

長尾　その通り。だから今、僕が副理事を務める日本尊厳死協会では、自分が死ぬ時にどういう選択をしたいか。リビングウィル（生前の意思表示）を明確にしておきましょう、という啓発を続けているのです。日本尊厳死協会の活動の主眼は、決して、「何がなんでも尊厳死をしなさい！」というものではありません。

「自分の終末期において、望まぬ延命治療を避けるためにリビングウィルを作りませんか?」ということなのです。先にもお話したように、「尊厳死」という言葉の定義がややこしいし、誤解を招く恐れがあるので、実は〈日本リビングウィル協会〉に改称しようか?という声も出ているのです。

日本尊厳死協会の活動の主眼
←
自分の終末期において、望まぬ延命治療を避けるために
元気なうちにリビングウィルを表明しておきませんか?

生徒F　でも、リビングウィル協会っていうのも、ヨコ文字だから私の祖母だったら意味がよけいにわからなくなると思います。

長尾　確かにそういう意見もあります。だからまだ、改称に関しては未定です。ここでもう

一度、僕の考える尊厳死という言葉について、整理しておきます。

尊厳死ってなんだろう？　残念ながら、人間の致死率は、１００％です。死なない人は、この世にはいません。この世に命を受けた者は皆、死に向かって時間を過ごしているのです。老いを重ねていくと、たいていの人は、病気や老衰になります。人間の老化は不可逆です。最近は、美魔女と言うんでしょうか、50歳や60歳でも、30代や40代のお肌に逆戻り。ウッソ～！　みたいな健康食品のコマーシャルがよくあるけれども、あれは、文字通り、ウソなんですよ。見た目を若々しく作り上げているだけで、誰でも平等に歳を取り、やがて老いて、死ぬのです。今どんなに若々しくて、シワひとつない顔をしていても、いずれはシワが出てくるし、髪の毛も白髪になったり、抜けたりする。それが生きている証拠。

どう老いて、どう死んでいくのか、それはもちろん百人百様の個人差があります。がんで

歳を取る＝不可逆＝致死率１００％

もいい、認知症でもいいです、老衰でもいいです。生きている限り、ある一定のところから、もう不可逆である、死が間近に迫ってきたという時期が必ずや訪れます。

ただ、この「死が間近」という時間的感覚が、欧米と日本では違うように思います。欧米では、死が間近って、たとえば「余命半年」とかね。でも、僕にしてみれば、余命を本人に伝えるのと、「死が間近です」とご家族に伝えるのは、まったく違う話です。たとえば僕が、在宅患者さんに、「そろそろ、死が間近に迫ってきました」と伝えるのは、せいぜいお亡くなりになられる1週間とか、2~3日前。1時間前までわからなかった、ということだって正直結構あるのです。大病院のお医者さんでも、せいぜい1週間とか、4~5日前の告知になるはずです。そうした、明らかに死が間近に迫っているタイミングで、たとえば人工呼吸器や栄養を入れるために体に繋げていた管を取り外す、あるいは最初からやらない、それを日本の医療界では、「尊厳死」と言っているまでです。

だから、医師が直接施す＊1はもちろんのこと、ブリタニーさんが選択したような＊2のこれら安楽死と、尊厳死はまったく違う話である。それなのに、新聞やテレビの報道は、この言葉の使い分けがぐちゃぐちゃだった。だから、僕のような医者は、大変戸惑っています。極端に言えば、こうした概念を何も理解をせぬまま、「日本尊厳死協会に入ったら殺されるんじゃないの?」と考える人まで出てくる可能性があるということなのです。殺しませんよ！

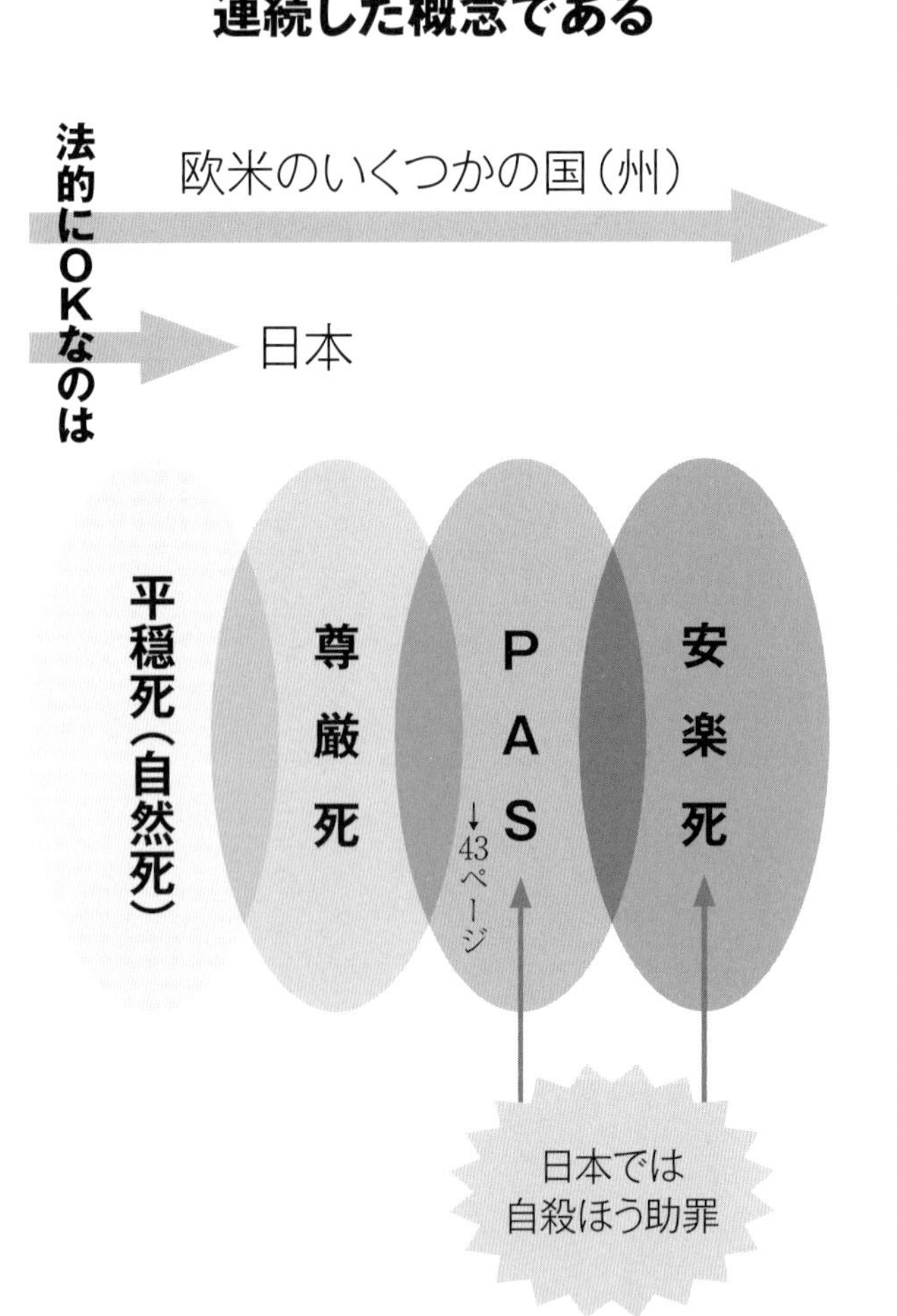
平穏死（自然死）から安楽死までは
連続した概念である
法的にOKなのは
欧米のいくつかの国（州）
日本
平穏死（自然死）
尊厳死
PAS
↓43ページ
安楽死
日本では
自殺ほう助罪

むしろ、過剰な延命治療をすることで、最期によけいに苦しむケースを僕はたくさん見てきた。自然に枯れゆくように死ぬこと。そのほうが、苦しまない。本来、死ぬ瞬間は痛くないし、苦しくもない。だけど、大病院の医者はそれを知らないし、死は敗北だと思っているから、最期の最期まで過剰な延命治療を行う。

生徒B　「死は敗北」って？

長尾　そう、本気で大病院の医者はそう思っています。患者を死なせないのが医者の使命だと大学や研修医時代に痛いほど教わってきているから、ある意味、仕方がないのです。「もう死は間近である」と誰でもわかるような患者さんに、死んだ当日まで抗がん剤を打つような医者もいる。それは、本当に患者さんのためですか？　僕は違うんじゃないかと思う。本当は、「負けたくないから」ではないでしょうか。何度でも言います。死は敗北ではない。人間は致死率１００％、不可逆を生きているのですから。そうした現実を知ってほしいから、僕は「平穏死」という言葉を使って本を書いているのです。

生徒E　なぜ、「尊厳死」ではなく「平穏死」という言葉を使っているのですか？

長尾　それは、今ここでお話したことがすべての理由です。尊厳死という言葉の背景が、ややこしいから。日本語において、安楽死と尊厳死はまったく別ものですが、僕は、尊厳死とほぼ同義として、平穏死という言葉をあえて使って発言しているのです。

第二章

尊厳死・安楽死。
あなたは賛成ですか？
反対ですか？

長尾　先ほどまでのお話で、皆さんには、「安楽死」「尊厳死」そして「平穏死」の言葉の使い分け、概念、僕の考えをいくらかは理解してくれたものと考えます。ではここから、もっと議論を深めましょう。どなたか意見がある人は？

生徒G　僕は39歳の会社員です。今までの長尾先生のお話を聞いて、ようやく整理がつきました。そして、僕個人の見解としては、「安楽死」というものはあったほうがいいと思っています。

長尾　尊厳死でなくて、安楽死に賛成なんですか？　なぜ？

生徒G　理由としては……もう25年も前になりますが、僕の父親ががんで亡くなりました。その時は今でいうがん保険とかもなくて、父の発病によって、生活は一変しました。家庭が崩壊に追い込まれるほど、困窮したのです。肺がんがわかったのと同時に、余命半年と宣告されました。だけど父親はその後、病床で1年半頑張ってくれました。手術はできませんでしたが、抗がん剤が、よく作用してくれたのだと思います。しかし、回復の兆しは一切見られず、なんとか命はもっていたというか、日に日に体力も生きる気力も落ちていく一方の1

年半でした。そういう状態で、先がまったく見えないというのは、本人はもちろん、家族にとっても大変辛くて長い1年半だったことも事実です。

長尾　君のお父さんは、最期に家には帰れたのかな？

生徒G　いえ、25年前は、在宅医療の「ざ」の字も出てこないような時代だったと思います。父親も家で死にたかったでしょう。でも、まだ若いがん患者に、そんなことが可能だとは誰も知らない時代でした。だから、長尾先生の平穏死の本を読んで、こんな方法も今ならあるのだと驚いたし、悔しくもありました。

長尾　今から25年前というと、1990年代に入った頃ですね。抗がん剤治療というものが、日本において脚光を浴び始めた時代です。当時の抗がん剤は、今よりも抗がん剤の副作用も数倍大変だったろうし、何よりも、今の何倍も、大病院がそうした最新の現代医療を過信して、「死は敗北である」と考えていた時期でもありました。もっとわかりやすく言えば、抗がん剤の登場で、それまでは治せなかったがんを、治せると病院が過信した。だから、最後の最後まで、患者さんのQOL（クオリティ・オブ・ライフ）は無視をして、がんを治すことだけに専念する医者が出始めた。まさに、木を見て森を見ずとはこのことです。患者さん全体を見ないで、がんだけを注視する専門医たちが増え始めたのです。そういうことが、一番過剰な時代だった。

僕は、阪神・淡路大震災の起きた1995年に町医者として兵庫県尼崎市で開業をしました。それまでは、市民病院の勤務医でした。病院時代の患者さんの臨終では、苦渋の表情のまま逝かれる方も実に多かった。何かがおかしい、患者さんを苦しめているのは、病気じゃなくて実は僕自身なんじゃないかという疑問を抱き始めて、病院を飛び出しました。病院を飛び出して町医者になったからこそ、見えてきたものがたくさんありました。多くのことを患者さんから教わったのです。そして、今でも大病院における終末期医療には違和感を覚えています。もちろん、平穏死に理解を示す病院もたくさん出てきました。終末期について意識の高い病院とまったく何も考えていない病院の格差が広がってきたのです。

たとえば最近も、亡くなる瞬間まで大病院に通い、抗がん剤治療を受けられていた患者さんがいました。ご臨終の瞬間もまだ、抗がん剤の点滴がポタポタと落ちていたのです。その主治医さんは、真顔でこう言いました。

「実に惜しい！　もう少しでがんが治るところだったのに、患者さんが先に死んでしまうなんて！」

耳を疑いました。これは落語のネタではありません、僕が目の当たりにした本当の話です。この患者さんは、苦しかったと思います。今でも、こういった過剰な医療は往々にしてあるのです。

生徒G　その患者さんもお辛かったでしょうが、家族も辛いと思います。今でも僕は、父親にとってあの最後の1年半にどんな意味があったのかと時々思い出すのです。本当に本人のためだったのかもわかりません。また、先ほどもお話ししましたように、ずっと看病し続けた僕の母をはじめ、周囲の人間がどんどん疲弊していきました。経済的なことを言えば、25年経った今も、あの時の負担は解消されていないのです。だからもし、安楽死という道が許されていて、本人と家族がそれについて話し合える場があるのなら、母も僕も、今、違った人生を歩んでいたかもしれないと思うのです。安楽死という選択肢を国民が選べるようにすることで、人生が救われる人もいるような気がしています。

長尾　なるほど。ではもし、25年前に、君のお父さんが末期がんで苦しみ、君のお母さんや君自身が、精神的にも経済的にも困窮した時に、安楽死が日本で認められていたとしましょう。そうであったとしたら、君や君のお母さんは、病床におられるお父さんに、安楽死を提案していたの？

生徒G　……いえ、そのようにストレートに考えたことは正直なかったので……たとえば息子の僕から父に提案できたかどうかといえば……うーん、できなかったでしょうね。たとえば、お医者さんとか、第三者が勧めてくれたら、話し合える場ができたのに、ということを言いたかったんです。

長尾　安楽死を自分からはとても提案できないから、第三者に提案してほしいと。

生徒G　そうです。家族とはそういうものではないでしょうか。

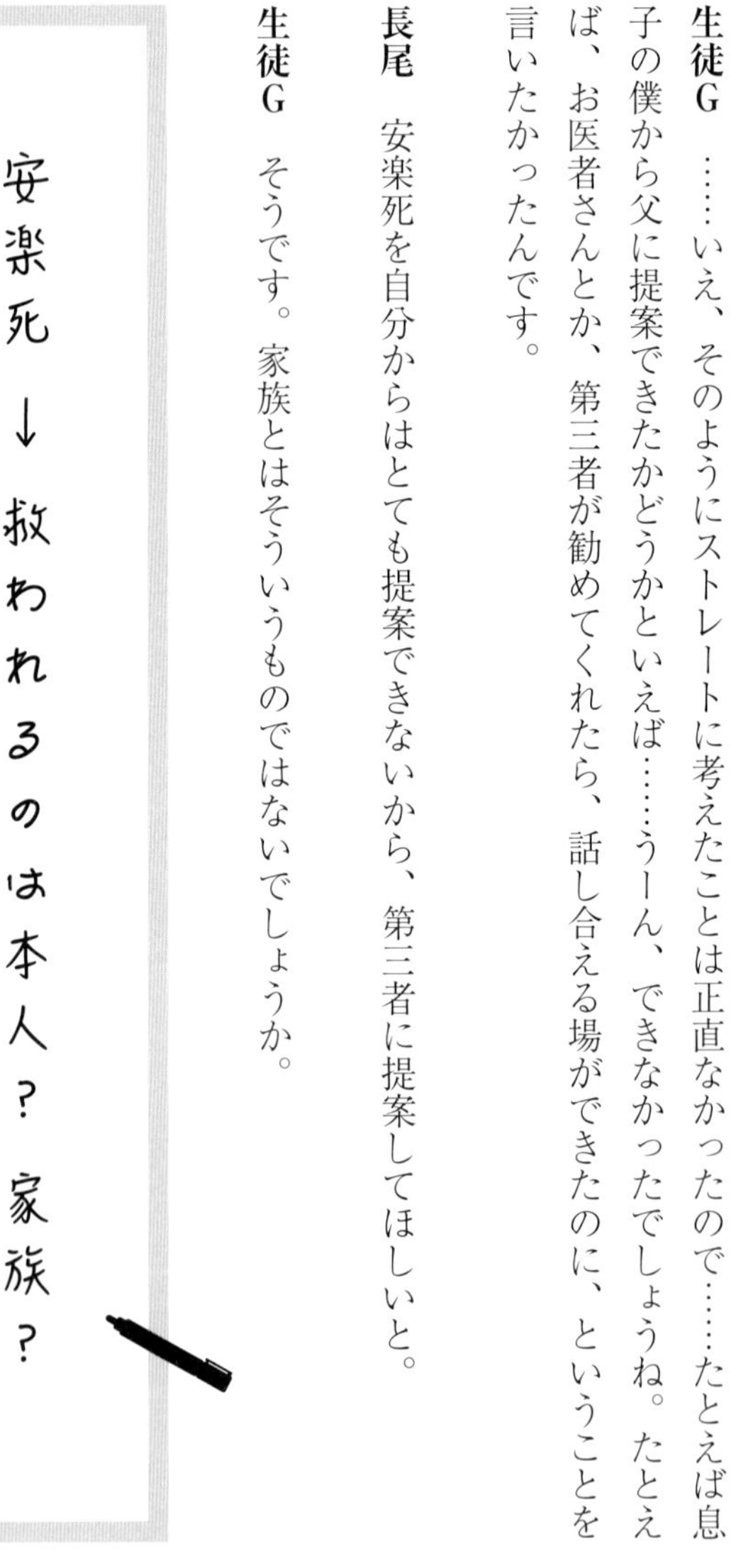

長尾　正直な気持ちをありがとう。では、もしも病床の末期がんのお父さん自らが、「俺を安楽死させてくれ」と言い出していたとしたら？

生徒G　それが一番、話しやすかったと思います。いずれにせよ、辛い決断にはなるでしょうけれども。

長尾　実は僕も、君と同じように、十代の頃に父親を亡くしました。僕の父の場合は、病気ではなくて、自死でした。それが僕にとって、生まれて初めて目の当たりにした「死」です。僕の親父は自衛隊に勤務していました。昔気質（かたぎ）というか、家庭では、言葉少なな厳格な父でした。家にいるだけで何か緊張感が漂うような人でね。そんな父が自衛隊を辞めた前後から、うつ病にかかり、入退院を繰り返していました。

僕が高校3年生の冬、突然、父が京都に旅行に行きたいと言い出したのです。僕は受験勉強があったけれど、父がそんなふうに自分から言い出すことは珍しかったので、よほど行かねばならない理由があるのだろうと考え、父の旅に同行することにしました。父と二人で旅行に出かけたのは、それが最初で最後です。

いつものように言葉少なに、いくつか寺や神社を見学した後、あれは四条大橋だったでしょうか、橋の上で、「ここからは自由行動や」とおもむろに父が言うんです。夜になったら、またこの橋で待ち合わせをしようと。僕は頷くしかありませんでした。そして父は何を思ったか、ポケットから、長財布を出して僕に渡しました。そして、腕時計をはずし、それも僕に渡しました。

「悪いけど、これ、持っておいてな」

それが父の最後の言葉でした。夜になり、僕は四条大橋に戻りました。日が落ちた師走の京都は空気が乾いていてとても寒かった。しかしいくら待てども、父は戻って来ませんでした。今のように携帯電話もありません。親父は僕のこと、忘れてしまったんかな。そう思って仕方なく、ひとりで家に帰りました。

その四条大橋から目と鼻の先の神社の裏山で、父親らしい首吊り死体が見つかったと警察から電話があったのは、それから数日後のことでした。

冷たくなった父と対面したのは警察の遺体安置所です。それが人生で初めて見た死体でした。僕は、いろいろなことが悔しかった。悲しいというよりも、悔しかったのです。血の繋がった家族であっても、肉親の死をまったく予見できないという無力さを知り、まず悔しかった。そして、何年ものあいだ、大学病院の精神科に入退院を繰り返したのに、どうしてこんなことになってしまったのか、という悔しさもありました。医療というのも、それほど無力なのかと。父の死により、僕は大学進学を諦めて、高校を卒業後はフリーターになり土木作業現場などで働いていました。しかし思い直したのです。やはり医大に入って医者を目指そうと。そう思ったのも、「死」と向き合う医者でありたいと願うのも、原点はあの、ひとりぼっちだった京都の夜にあります。

生徒A 先生はその時ショックでしたか？

長尾 もちろん。あれほどショックなことはもうないでしょうね。まだ子どもだったから。

生徒D お父様は、先生とお別れをしてから、すぐに自殺されたのでしょうか。それとも、数日が経ってからですか？

長尾 わかりません。警察が発見した時は、「死後数日が経過していた」ということでしたが。皆さんは、親しい方の命日を覚えていると思います。だけど僕は、親父の命日を正確には知らないのです。だから、親父が亡くなったと思われるあいだの数日間は、だいたい今日くらいかな、と黒いスーツを何となく着ています。親父の墓は、伊丹空港のそばに建てたので、空港から離発着をする際は、いつも手を合わせています。不作法ながら、いつも伊丹上空から墓参りをするんですよ、忙しいものですから(笑)。

先ほどの生徒Gさんの話と関係しますが、安楽死・尊厳死とはそもそも一体誰のためにある言葉なのかを考えることも必要です。僕の経験からもわかるように、息子であっても親父の死をまったく予見できなかった。

では、「死」とはあくまでも一人称、その個人のものでしかないのか？　といえば、そうではない。当たり前ですが、死んでショックなのは、いつも他者なのです。

「死」がショックなのは、誰なのか？

僕は、「自分が死んじゃったからショックです」と言う人を、残念ながら見たことがありません。「自分が死んでラッキー」と言う人ももちろん見たことがない(笑)。だから、死とはいつだって二人称か三人称。二人称の死はたいていい、ショックで悲しいものです。

生徒G　先生はお父様を亡くされた頃から、安楽死や尊厳死という言葉を知っていたのでしょうか。

長尾　「尊厳死」という言葉はまったく知りませんでした。というか、当時はまだこの世に存在していない言葉でした。僕が「尊厳死」という言葉を知ったのは、大学5年生の時だったかな、その年の大学の秋の文化祭で「尊厳死を考える」というテーマのフォーラムをやっていたのです。僕が24歳だから、1983年頃のことですね。世界的に、にわかに安楽死についての論議が交わされ始めていた頃です。日本語としては、「尊厳死」よりも「安楽死」という言葉のほうが歴史が古いのです。

ここにいる皆さんは、まだ生まれていないかもしれませんが、1976年に、アメリカで「カレン裁判」というものが起きました。この「カレン裁判」について知っている人はいますか？

一同　……

長尾　いないよねえ。生まれてないもんね。このカレン裁判は、当時、日本でも大きく報道されました。その時の新聞記事が資料としてありますので、見てみましょう。僕が「安楽死」という言葉を知ったのは、このカレン裁判の報道がきっかけです。日本人の多くが、そうなのではないかと思います。

カレン裁判とは？

1975年4月15日、米国ニュージャージー州ランディングに住むカレン・アン・クインラン（当時21歳）は、友人の誕生パーティーで飲んだアルコール飲料と、常用していた精神安定剤を服用した後、めまいを感じて友人のベッドで横になっていた。しばらくして、意識を失い呼吸をしていないカレンさんをパーティーの出席者が発見。急性薬物中毒で呼吸不全に陥ったことにより、彼女の脳は回復不能の障害を受けていた。同州セントクレア病院に運ばれ、人工呼吸器などの生命維持装置がつけられた。

主治医から回復の見込みはないと宣告されていた両親は、日に日に痩せ衰えていく娘の無

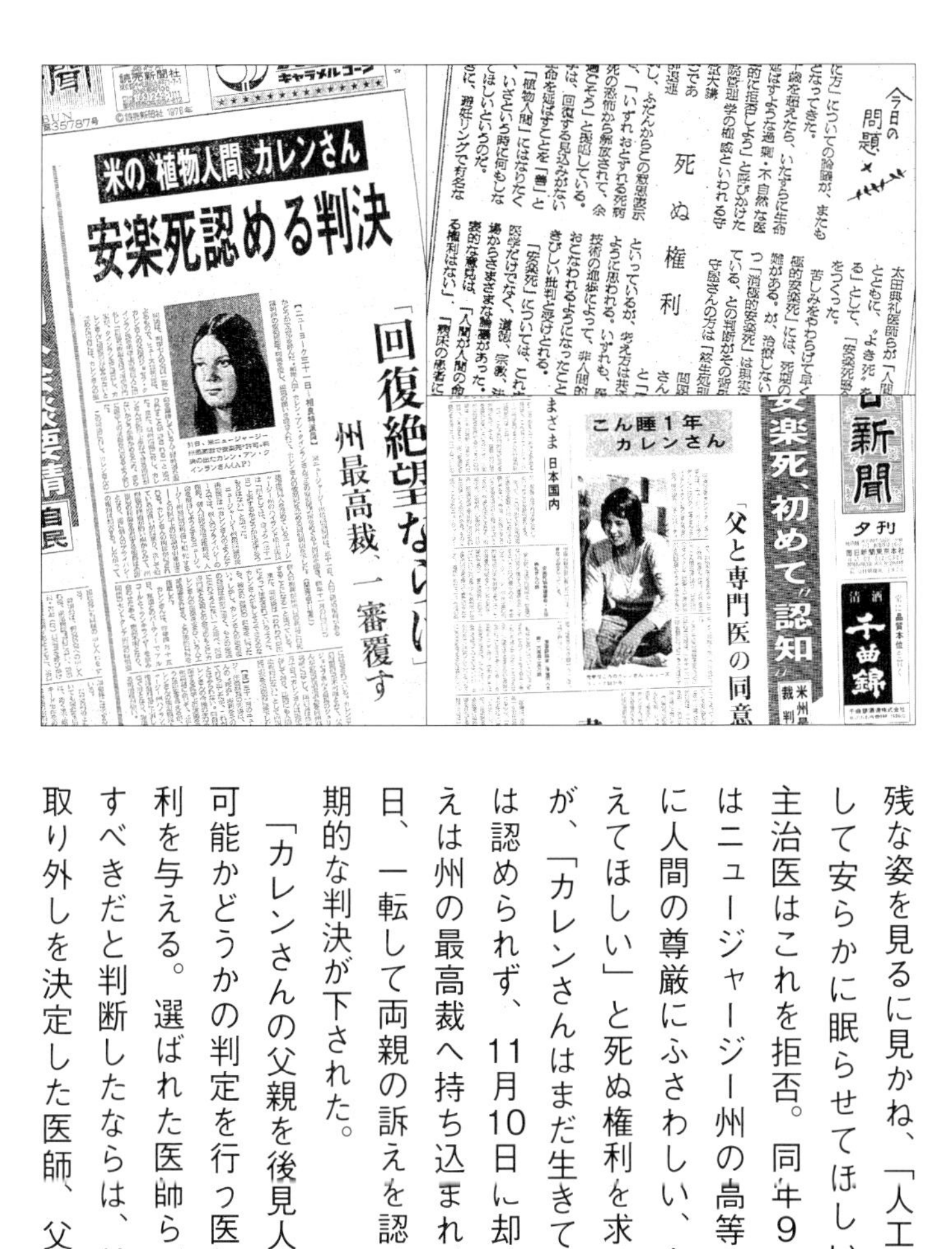
米の"植物人間"カレンさん
安楽死認める判決
「回復絶望ない」
州最高裁、一審覆す

今日の問題
死ぬ権利

こん睡1年 カレンさん

安楽死、初めて"認知"
「父と専門医の同意」

残な姿を見るに見かね、「人工呼吸装置を外して安らかに眠らせてほしい」と頼むが、主治医はこれを拒否。同年9月12日、両親はニュージャージー州の高等裁判所へ「娘に人間の尊厳にふさわしい、自然の死を与えてほしい」と死ぬ権利を求めて提訴するが、「カレンさんはまだ生きている」と訴えは認められず、11月10日に却下された。訴えは州の最高裁へ持ち込まれ、翌年3月31日、一転して両親の訴えを認めるという画期的な判決が下された。

「カレンさんの父親を後見人と認め、回復可能かどうかの判定を行う医師団を選ぶ権利を与える。選ばれた医師らが呼吸器を外すべきだと判断したならば、外してもよい。取り外しを決定した医師、父親にも民事・

刑事の法的責任は問わない」との判決を受け、5月、カレンさんの人工呼吸器が外された。ところが、自力で呼吸を続け、6月にモリス療養院へ転院。他の医療措置や栄養補給が続けられたことにより、カレンさんは9年あまり植物状態のまま生き続けた末、85年6月に肺炎で亡くなった。

長尾　この一連の報道で僕が一番センセーショナルだった言葉は、「死ぬ権利」というものでした。「生きる権利」というのは確かに学校で習ったはず。だけど「死ぬ権利」という言葉は、それまで見たことも聞いたこともなかったのです。

死ぬ権利って何だ？

生徒C　そんなのは今の時代だって、学校では習わないと思いますけど。

長尾　そうかもしれません。ではどうだろう？　日本では、死ぬ権利は許されているの？それとも許されていないの？　誰か答えられる人はいますか？

生徒B　自殺も死ぬ権利なのであれば、自殺で亡くなった人はもちろんのこと、自殺未遂した人は犯罪にはならないと思うので、そういう意味では、死ぬ権利は許されているのではないでしょうか。

長尾　なるほど。確かにそうです。しかし、こうした安楽死が、もし日本で行われれば、本人がいくら希望していたとしても、手伝った医者は警察に捕まるのです。

自殺、自殺未遂→罪には問われない
自殺ほう助→日本の刑法により罰せられる
つまり、PAS（医師による自殺ほう助→43ページ）は
日本では犯罪。

長尾　些末（さまつ）なことかもしれないけれど、僕は実は、「自殺」という言葉があまり好きではありません。家族が自殺で死んだ人の中には、この「殺」という文字に傷ついている人が多くいるのです。

生徒D　「殺す」は罪だから、ということですか。

長尾　そういうことです。日本では、自ら「死ぬ権利」は許されている、しかし、「殺人」は罪です。ならば、自殺に「殺」という文字は使わないでほしい、という気持ちが僕にも少なからずあります。実は島根県では、すでにこうした動きがあります。２０１３年度より、「自殺対策総合計画」という行政の取り組みが、「自死対策総合計画」という名称に変更されたのです。ご家族からの強い要望によって、名称の変更が行われたということです。島根県の障がい福祉課は、「〈自死〉には、一生懸命生きようとしたが、無力や絶望の果てに亡くなったというニュアンスがある」と指摘しています。僕も同様の意見です。言葉を変えることで、ご家族が必要以上の自責の念から解放されるならば、どんどん名称は変えていったほうがいい。

さて、「カレン裁判」に話を戻しましょう。カレン裁判が行われた１９７６年、僕は高校生でした。日本で初めて、「安楽死」という言葉が堂々と新聞の見出しに躍ったのです。先ほどの新聞記事を見てもわかるように、「死ぬ権利」は存在するか否か、そんなテーマが世界レベルで議論されたのです。

生徒E　これは、カレンさん本人ではなくて、ご家族が人工呼吸器を外してほしいと言ったのでしょうか。

長尾　そうですね、ご両親です。家族の要請のもと、もう治る見込みのない人に対し、医師が人工呼吸器を外すこと。それを当時のメディアは、「安楽死」と報道しました。今回、ブリタニーさんの報道に使われた言葉の定義とまったく違います。しかし、ここから予想外の展開が起きました。カレンさんは人工呼吸器を外された後、すぐに亡くなるのかと思いきや、9年あまり植物状態のまま生きたのです。こういうことは、そんなに珍しい話でもありません。人工呼吸器を外しても、わりと平気でその後しばらく生きているということは、時々あるのです。

生徒A　それはつまり、人工呼吸器は不要だったのだから、医療ミスと呼べる類のものなのではないですか？

長尾　いえいえ、医療ミスでもなんでもない。これは、「医療の不確実性」というものです。医療の世界には、こうすれば、１００％こうなる、なんていうことはありません。人の病態は千差万別。助かるにせよ、助からないにせよ、１００％なんてあり得ません。『ドクターX』っていうドラマでは、米倉涼子が毎回、「私、失敗しないので」という決めゼリフを吐いて人気を呼んだらしいですが、そんな医者はこの世にいませんから。どんな名医と呼ばれる人でも、失敗してばかりです。しかし、大きな流れで見れば、無駄な失敗などありません。失敗

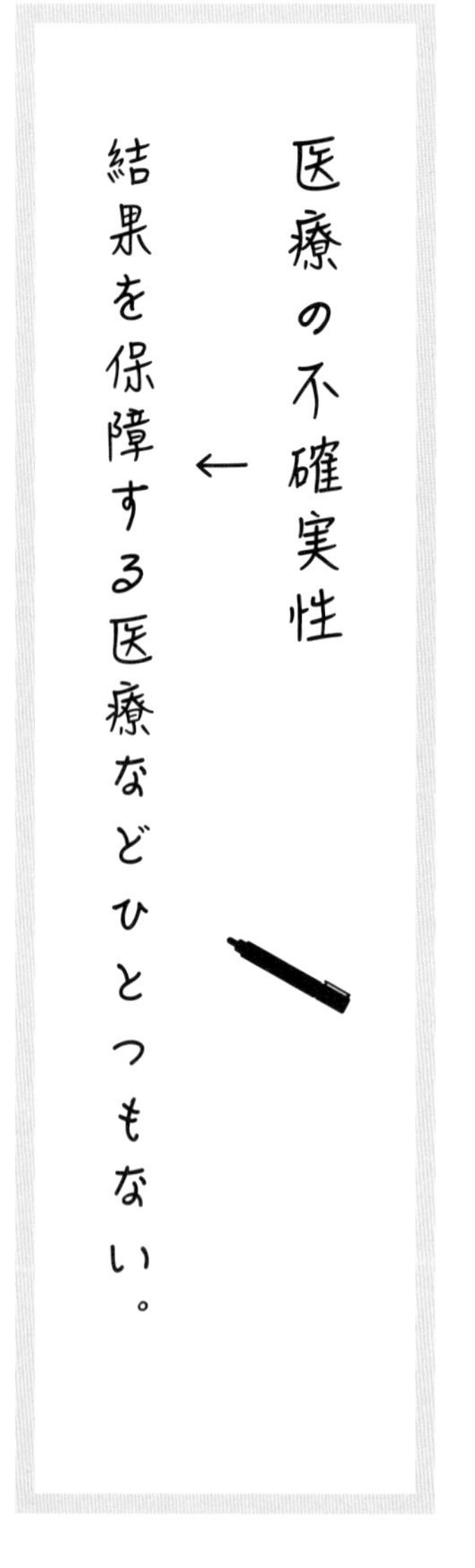

が経験値として積み上げられ、新たな医療が生まれていくのだと僕は考えます。
いずれにせよ、カレン裁判によって、「死ぬ権利」という発想が世界中を駆け巡りました。僕が副理事を務める〈日本尊厳死協会〉も、実は少なからずこのカレン裁判の影響を受けていると思います。詳しくは、次の年表を見てください。

日本尊厳死協会のあゆみと主な出来事

●＝協会のあゆみ　＊＝国内外の動き

1976	●安楽死協会設立　●初代理事長に太田典礼氏　●東京で安楽死国際会議開催 ＊米国カレンさん判決、尊厳をもって死ぬ権利容認
1977	●九州大での講演会大荒れ　＊米カリフォルニア州「自然死法」施行
1978	●法制化に取り組む　＊水上勉氏ら「安楽死法制化を阻止する会」発足
1979	●「末期医療特別措置法」協会草案を発表
1980	＊バチカン声明「消極的安楽死を容認」

1981	●新方針7項目打ち出す、積極的安楽死認めず ＊世界医師会リスボン宣言、尊厳死の権利に言及
1982	＊死の権利協会世界連合結成
1983	●「日本尊厳死協会」と会名変更 ●法制化で1万人国会請願するも審議未了
1984	●法人化申請を厚生省門前払い
1985	●協会創設者太田典礼氏死去 ＊米カレンさん死去（呼吸器除去で約9年生きる）
1986	●会長制始まる。初代会長に植松正氏（刑法学者） ＊WHOがん疼痛治療について提唱
1987	●夫婦会員制度を実施 ＊世界医師会マドリード宣言、積極的安楽死を否定
1990	●会員1万人超す ＊ライシャワー元駐日米大使が尊厳死 ＊米クルーザン嬢判決、植物状態での栄養停止認める
1991	●2か月で会員6千人増える（東海大事件で関心） ＊東海大付属病院で〝安楽死〟事件明るみに

1992	●世界連合の京都国際会議開く　＊日本医師会報告書「尊厳死を肯定」
1993	＊オランダで安楽死合法化の気運高まる
1994	●理事長に成田薫氏（弁護士）　＊日本学術会議報告書「尊厳死を積極的に容認」 ＊米オレゴン州住民投票で〝安楽死〟法に賛成多数
1995	●ＬＷ（リビングウィル）受容協力医師制度が誕生 ＊東海大病院事件の医師に殺人罪で有罪判決（横浜地裁、治療中止要件も示す）
1996	●ＬＷ改訂委員会「痴呆をＬＷの対象とせず」
1997	●理事長に北山六郎氏（元日弁連会長） ＊米オレゴン州尊厳死法施行（医師の自殺ほう助合法）　＊豪北部準州安楽死法、9か月で失効
1998	＊延命治療に否定的国民68％（厚生省意識調査）
1999	●末期医療教育で全国医大へアンケート実施
2000	●厚生、文部両省、全国医大へ「提言書」提出 ＊「エホバの証人輸血訴訟」最高裁判決　（治療選択にも自己決定権尊重）

2001	●協会設立25周年記念大会開く　＊オランダ安楽死法成立（2002年4月施行）
2002	●理事長に井形昭弘氏（名古屋学芸大学長）　●会員10万名突破 ＊川崎協同病院で〝安楽死〟事件明るみに　＊ベルギー安楽死合法化法成立（9月施行）
2003	●尊厳死法制化へ新しい取り組み　●立法化請願書を厚生労働大臣に提出 ＊「LW賛成」過去最高6割に（厚労省意識調査）
2004	●世界連合「世界会議東京2004」開催　●法制化請願署名14万名集まる ＊北海道立羽幌病院で人工呼吸器外し（殺人容疑で送検の医師はその後不起訴に）
2005	●尊厳死法制化を考える議員連盟発足 ＊植物状態の米テリーさん尊厳死（政治介入退け）　＊フランス尊厳死法施行
2006	●法制化フォーラムを6都市で展開 ＊富山県射水市民病院の終末期医療が社会問題に　＊オレゴン尊厳死法に合憲判決（米連邦最高裁）
2007	＊厚労省「終末期医療ガイドライン」作成　＊川崎協同病院事件、医師に減刑判決（東京高裁）

2008	●国の法人制度改革に合わせ法人化模索 ＊後期高齢者医療制度「終末期支援料」凍結　＊「法制化賛成」国民減り、医師増加（厚労省調査）
2009	●「患者の権利法」制定運動に賛同　●「韓国尊厳死判決」東京報告会開く ＊米ワシントン州尊厳死法（自殺ほう助）施行　＊「射水市民病院問題」で医師不起訴
2010	●一般社団法人としてスタート　●80歳以上会員34％に ＊スイス、海外からの「自殺ツアー」規制へ
2011	●第1回代議員選挙実施　●「尊厳死の宣言書」改定 ＊ドイツ医師会「自殺介助容認」に待った
2012	●理事長に岩尾總一郎氏（医師） ＊尊厳死法制化議員連盟が第1案（不開始案）　＊第2案（中止も含む）を作成
2013	●「日本リビングウイル研究会」発足　＊米バーモント州で自殺介助合法化（3番目の州に）

（日本尊厳死協会ＨＰより抜粋：http://www.songenshi-kyokai.com/about/history.html）

〈日本尊厳死協会〉は、２０１４年現在、会員数が12万1千人ほどいます。平均年齢は76歳くらいです。言い換えれば、少なくとも12万1千人の人は、自分の「死ぬ権利」を主張している人たちなのです。

しかし繰り返しますが、この12万1千人は、何も安楽死を希望されている方々ではありません。自分が不治かつ末期の状態になった時に、不要な延命治療は拒否をするという権利を主張しているのです。

生徒B　つまり、〈日本尊厳死協会〉が行っていることは、ブリタニーさんが行ったこととも、カレン裁判ともまったく違う話ということですか?

長尾　そうです。まったく違う主旨なんです。もうひとつ、僕がブリタニーさんの死について、思ったことがあります。

ブリタニーさんは、本当に末期状態だったのか?

ブリタニーさんは、29歳という若さで、2014年の1月に悪性の脳腫瘍(brain tumor)と診断を受けました。つまり、脳にできたがんのことです。脳腫瘍は10万人に12名程度の割合で発症するといわれています。ブリタニーさんには当初、激しい頭痛、吐き気、めまいなどの自覚症状があったのだろうと予測します。そして手術を行ったものの、4月には、脳腫瘍は末期状態にあり、余命半年と宣告を受けました。アメリカでは、余命半年の宣告が終末期の定義となるようです。先ほどお話したように、この終末期の概念が、かなり日本とは異なります。その彼女がネットを通じて、「11月1日に私は死にます」と予告をした。10月26日が夫の誕生日で、お祝いをしてから死ぬつもりでいると。

僕も彼女が自らの死を予告したＹｏｕＴｕｂｅの動画を見ました。しかし、彼女は肌艶も良く、もちろん薬の副作用のむくみは出ているのだろうが、ふくよかであり、わりとしっかりとした口調でしゃべっていました。正直、いわゆる「終末期の脳腫瘍の患者さん」という印象を、僕はまったく受けませんでした。

生徒E　でも、彼女が２０１４年４月に余命半年と宣告されたということは、死ぬと予告した11月にはもう、その余命期間を過ぎているということですよね？　長尾先生は、その余命宣告は間違っていたと思いますか？

長尾　そうなんです。これもさっきお話しした、医療の不確実性です。余命宣告期間を過ぎても、ブリタニーさんは、とてもすぐに死ぬような状態には見えませんでした。うーん、一概には言えませんが、うまくいけば、１年くらいは元気な状態を保てそうだなとも思えたのです。もしかしたら、２年だっていけそうだと。だから僕は、安楽死宣言をしたところで、本当に薬を飲んで自ら死ぬ「安楽死」を実行するには至らないのではないか、少なくとも彼女が宣言をした11月１日には実際には死なないだろうと高(たか)を括(くく)っていました。いつでも死ねる薬を、お守りのように持ち歩きながら、しばらく生きていらっしゃるだろうと。それに彼女のあの動画は、ネットにアップされた日から10月31日までに９００万回以上も世界中で再生されたといいます。そして、それを見た人が、「ブリタニーさん、死なないで」というメッセージを様々な言語で送ったはず。そうした励ましのメッセージは、どんなお薬よりも彼女に元気を与えるだろうとも考えていました。

しかし彼女は、自らの予告通り、結局11月１日に安楽死を選択したのです。彼女はこんなメッセージを残しています。

「ガンの進行に死を任せるのではなく、プライドを持って死を選びたい」

「どうせ死ぬなら、自分の好きな曲を流し、大好きな家族に囲まれて、いつも寝ているベッドの上で幸せな最期を迎えたかった」

彼女は安楽死（ＰＡＳ）が許されているオレゴン州に引っ越していたわけで、つまり法的にはまったく問題がなく、しかもアメリカ人にしてみれば、珍しいことでもなんでもなかった。オレゴン州では、法律で、「余命半年と宣告された患者さんには、安楽死できるための錠剤を処方してもよい」と書いてあるのです。

生徒G　仮に、ブリタニーさんが医者から薬をもらわずに、自分で青酸カリとかを飲んで死んだら、それも「安楽死」になりますか？

長尾　それは、「安楽死」ではない。単なる自殺でしょう。

生徒B　普通に考えたら、ブリタニーさんの行ったことも、自殺です。

長尾　それでは、彼女が残したメッセージをもうひとつ紹介しましょう。

「死にたいなんて思ったことないし、なんとか治療したいけれど、その術（すべ）がないんだもの」

彼女は、死にたいなんて思ったことはない、と明言しているのです。それなのに、「死にます」と宣言し、自ら薬を飲んで、安楽死を選択したのです。

彼女の行動は矛盾している？　それとも、納得ができますか？

生徒D　気持ちはわかります。健康であれば、「死」なんて考える必要もなかったのです。

長尾　でも何か違和感が残る、というところかな。ここでひとつ、アメリカと日本の違いとして、宗教的な背景も考えておく必要があります。法的な話ではありません。区別して考えてください。

ユダヤ教、キリスト教、イスラム教
↓
自殺は基本的に罪。
自殺者の葬儀を行わない場合もある。

WHO（世界保健機関）の調査によれば、2012年に全世界で80万4千人もの人が自殺で亡くなっていると推測されています。この表を見ると、欧米諸国は比較的順位が低い。

人口10万人あたりの自殺者数（全年齢/2012年）

位	国　名	全体	男性	女性
1	北朝鮮	39.5	41.0	38.1
2	韓国	36.6	49.9	23.4
3	ガイアナ	34.8	50.8	18.3
4	リトアニア	33.3	59.5	10.9
5	スリランカ	29.2	45.8	13.4
6	スリナム	27.2	42.4	11.9
7	ハンガリー	25.3	41.2	10.8
8	カザフスタン	24.0	39.8	9.4
9	日本	23.1	33.7	13.1
10	ロシア	22.4	39.7	7.5
11	ベラルーシ	21.8	37.8	7.9
12	インド	20.9	24.7	16.7
13	ポーランド	20.5	37.0	5.2
14	ラトビア	20.4	37.3	6.1
15	ネパール	20.3	23.3	17.5
16	ウクライナ	20.1	35.6	6.9
17	トルクメニスタン	19.4	31.7	7.5
18	モンテネグロ	18.9	29.0	9.0
19	ベルギー	17.7	25.9	9.7
20	エストニア	17.5	30.2	6.6
21	モザンビーク	17.3	22.1	12.7
22	スロベニア	17.1	27.5	6.8
23	セルビア	16.8	25.5	8.4
24	フィンランド	16.7	25.5	8.1
25	ジンバブエ	16.6	24.6	8.9
26	クロアチア	16.5	26.7	7.0
27	ブルンジ	16.4	25.0	8.0
28	モルドバ	16.1	27.8	5.5
29	ブータン	16.0	20.9	10.2
30	フランス	15.8	24.2	7.9
31	オーストリア	15.6	23.9	7.6
32	チェコ	15.6	26.6	5.0
33	アイスランド	15.1	22.5	7.5
34	タンザニア	15.1	20.0	10.2
35	キューバ	14.6	23.2	6.0
36	ブルガリア	14.5	21.6	7.7
37	トリニダード・トバゴ	14.4	22.1	6.9
38	ボスニア・ヘルツェゴビナ	13.9	22.3	5.8
39	ギニア	13.9	20.1	7.4
40	ウルグアイ	13.8	22.0	6.2
41	アメリカ	13.7	21.8	5.8
42	南スーダン	13.6	18.9	8.2
43	スウェーデン	13.2	19.3	7.1
44	タイ	13.1	21.2	5.3
45	チリ	13.0	20.0	6.0
46	ドイツ	13.0	20.0	6.2
47	エルサルバドル	12.8	2.6	5.8
48	ルーマニア	12.8	22.3	3.7

位	国 名	全体	男性	女性
49	スロバキア	12.6	22.5	3.2
50	ポルトガル	12.5	19.9	5.5
51	ミャンマー	12.4	15.0	10.0
52	スイス	12.2	17.8	6.6
53	ウガンダ	11.9	16.7	7.1
54	ボリビア	11.7	14.8	8.6
55	オーストラリア	11.6	17.7	5.6
56	アイルランド	11.5	17.5	5.5
57	スーダン	11.5	15.8	7.2
58	カナダ	11.4	17.5	5.5
59	デンマーク	11.2	17.0	5.5
60	アルゼンチン	10.8	17.5	4.3
61	ケニア	10.8	16.7	4.9
62	ルクセンブルク	10.8	16.1	5.5
63	ジブチ	10.7	15.0	6.3
64	アンゴラ	10.6	15.5	5.8
65	コモロ	10.5	14.9	6.0
66	ニュージーランド	10.3	15.4	5.4
67	ノルウェー	10.2	14.6	5.8
68	オランダ	10.0	14.1	5.9
69	ザンビア	9.6	13.0	6.1
70	モンゴル	9.4	15.5	3.4
71	ニカラグア	9.1	13.5	4.8
72	カンボジア	9.0	11.9	6.2
73	エクアドル	8.9	12.5	5.3
74	シンガポール	8.9	11.5	6.3
75	中国	8.7	7.4	10.1
76	キルギス	8.7	13.1	4.4
77	マラウイ	8.7	12.6	4.7
78	モーリシャス	8.5	14.1	3.0
79	エリトリア	8.3	12.6	4.0
80	コンゴ	8.0	12.1	3.9
81	ソマリア	8.0	12.0	4.1
82	トルコ	8.0	11.8	4.3
83	アフリカ	7.9	11.5	4.4
84	コンゴ	7.8	11.8	3.8
85	パプアニューギニア	7.7	9.7	5.5
86	ウズベキスタン	7.7	11.6	3.8
87	ルワンダ	7.6	11.3	4.0
88	エチオピア	7.5	11.1	3.9
89	パキスタン・イスラム	7.5	6.0	8.1
90	バーレーン	7.3	10.3	2.2
91	グアテマラ	7.3	10.7	4.1
92	マダガスカル	7.3	10.4	4.2
93	スペイン	7.1	11.1	3.1
94	ガボン	7.0	10.1	3.8
95	コスタリカ	6.9	11.4	2.2
96	イギリス	6.9	11.0	3.0
97	マルタ	6.8	12.8	0.7
98	マケドニア	6.7	9.1	4.2
99	バングラデシュ	6.6	5.6	7.6
100	アルバニア	6.5	7.1	5.9

（WHO発行「Preventing Suicide: a global imperative」付録
「性別·年齢階級別の自殺死亡数と自殺死亡率の推定値」(2000年および2012年)より抜粋）

生徒A　では、ブリタニーさんの死は、自殺者としてカウントされないのですね。

長尾　カウントされないそうです。

宗派によっては自殺で死んだ人は地獄に落ちると言われている国もあります。だから、ある意味、宗教が自殺を食い止めている部分はあります。仏教では、自殺したら地獄に落ちるという教えはありません。亡くなれば、悪人も善人も上下の格差もない。基本的には、皆さ

宗教的に自殺が許されない
←
医師が介入すれば、罪ではない？
←
だから、「安楽死」を選ぶしかない？

んが同じ「仏さま」になるのです。キリスト教信者の多いアメリカとは全然違うね。こうした心の葛藤が、アメリカ人のブリタニーさんにもあったのだろうと推察します。

生徒G　では、アメリカは死ぬ選択肢がいろいろあって素晴らしいと考えるのは……。

長尾　ちょっと違うかもしれません、その国の文化・背景を考えれば。日本人はすぐに、欧米の文化やシステムは我々の先を行っていると考えがちだけど、そんなことはないんです。

生徒A　長尾先生は先ほど、ブリタニーさんの映像を見る限り、終末期という感じがしなかったと言っていました。でも、ブリタニーさん自身は、「自分の死がもう間近に迫っている」と判断をしたんですよね？　だから死を選んだのでは？

長尾　Aさん、いい質問です。死が間近かどうかは、誰がどう決めるのか？　これは、医者が決めるんです。

生徒D　どうして自分で決めちゃいけないんですか？

終末期は、誰がどう決めるのか？

長尾　シロウトにはわからんだろう、それが医者の本音です。

生徒D　えっ？

長尾　人間の終末期は、医者にしかわからない、決められない。おそらく、日本の医者の9割以上が、そう思っています。

生徒A　でも、医者だってわからないこともあるんですよね？

長尾　そうです。だから僕は、そうした考えは改めるべきではないか、と講演や著書で問題提起をしています。

終末期って誰が決めるの？　本当のところは誰もわからないのに。医者だってわからないんです。時々、間違える。医者も人間だもの……僕の答えは、このあたりにあります。

ここで、僕が在宅で診ていた95歳のおじいちゃんを例に挙げましょう。もう老衰で、意識もなく、白目をむいて、肩で息をしていて……誰が見ても、「今晩が山」といった状態でした。

僕はご家族に、「あと1時間くらいだね。家族みんなで看取りましょう」と告げました。でも、なかなか死なないんです。そのまま一晩が経って、朝往診に行ったらまだ生きてらして、昼間、外来診療をして、夜になってからまた往診に行きました。すると、おじいちゃん、なんと、ごはんを食べていました。実はその1年後にも同じことがあり、また1年後にも同じことがあって、つまり僕が「余命はあと1時間」と言ってから、そのおじいちゃんは、なんと3年も生きたのです。

一同　笑い

長尾　逆に、こんなこともありました。末期がんと言われた方が、最期はお家でということで、退院されて自宅に戻り、僕が診ることになりました。自宅に帰ったことで少し元気を取り戻したので、「あと3カ月は一緒に頑張りましょう」と説明しました。家に帰って来ると、こうして元気を取り戻す人は多くいます。だから、3カ月はいけそうだと。奥さんやお嬢さんとそんな話をして、ご自宅を失礼してから1時間後、携帯電話が鳴りました。先ほどの奥さんからでした。

「長尾先生、おかげさまで主人が今死んだみたいです」

急いでUターンすると、本当に亡くなっていました。余命3カ月と伝えて、実際は1時間後に死んでしまった。それくらい、医者の見立てなんて当てにならないこともあるのです。現実はこんなものなのに、「医者は余命が確実にわかる」という前提で、終末期の議論をしていることに、個人的には疑問を感じています。

生徒C　危ういですね。

長尾　僕もそう思います。もし、本当に死が間近になったのなら、本人が何かしらわかるはずなのです。在宅医療の現場にいると、医者よりも前に、実は本人がわかっているのではないかと感じます。弱っているから、言葉にはできないだけでね。また、そうした様子の変化は、医者よりも、毎日ずっと見ている家族のほうがよくわかるはずなんです。

野生の象というのは、死期が近づくと、普段の生活の場とは離れた場所に象の墓場があって、そこへ行って死ぬといわれています。野良猫や野良犬も、死期が近づくと遠くへ行って死ぬという。それなのに、人間だけがわからないはずがない。だけど、「それは医者が決めること」といつしか考えるようになったため、また、特にがん患者さんの末期の場合は最期の最期まで過剰な延命治療を続けるケースもあるため、本来ならば本人が感覚的にわかるものさえ、わからなくなっているんじゃないだろうか。

生徒A 医療が人間の本能をなくしている？

長尾 そうとも言えますね。たとえば、食べ物が腐っているか腐っていないかも、まさにそう。本来ならば、匂いを嗅げばわかるはずなんです。だけど、現代人は表示されている賞味期限が切れているかどうかでしか、判断ができなくなっていませんか。

生徒F 確かにそうです。まだ食べられそうだけど、怖くて捨ててしまいます。

長尾 文明の発達というのは、様々な本能を人間が失っていく過程でもあるのです。だからこうして、皆さんで「死」について考えるということは、人生において大事なことを人任せではなくして、自分自身で考えてみましょう、もっと体の声に耳を傾けましょう、ということの気づきの場でもあるのです。

先ほど僕は、患者さんが亡くなるその日まで抗がん剤を打っていた大病院のお話をしました。そうした医療側には、確かに多くの問題があります。だけど、もうあかんと思ったら、そもそも病院に抗がん剤を打ちに行くのをやめればいいだけの話です。自分自身、もしくは家族が今日は病院に行くのをやめよう、と決めればそれだけです。だから僕は、亡くなった患者さんのご家族に、こう訊きました。

「なんで死ぬ当日まで、抗がん剤を打ちに病院に通ったのですか」と。

するとその奥様は、こう答えてくれました。

「だって死ぬとは思わなかったし、病院の先生が、もう来なくていいとは言ってくれなかったから」

同じ質問を病院の先生にもしてみました。すると先生はこう言いました。

「家族が連れて来られたので打ったまでです」

生徒A　シュールな話！

長尾　シュールじゃないよ、これが現実なのです。

生徒G　では先生は、つまりブリタニーさんへの余命宣告は、彼女がもっと生きられるかもしれない可能性を邪魔したと考えるのでしょうか。

長尾　少なくとも、ブリタニーさんと同じ状態の人が僕の患者さんだったとしたら、あと半年です、と本人に直接伝えることは絶対にありません。仮に患者さんから、「あとどれくらいなのか、本当のことを言ってほしい」と頼まれても、絶対に言わないでしょう。それは先ほども言ったように、「よくはずれるから」ということがまずあります。そしてもうひとつは、「余命」という言霊(ことだま)が、本人に刷り込まれてしまうからです。本当はもっと生きられるのかもしれないのに、「あと半年」と宣告を受けた瞬間に、力が抜けて、生きる気力を必要以上に奪われてしまう場合も多いのです。残された大切な時間を、当たるかどうかもわからない医者の一言で、悲しい筋書きにわざわざ書き換える必要はまったくないのです。

しかし、場合によってはご家族には伝えると思います。心の準備や、相続などの準備もあるからです。

それと、最近の生命保険には、「リビングニーズ（生前給付金）」といって、余命半年と宣告された時点で、契約している死亡保険の一部を生前に受け取れる商品があります。医師が余命宣告をしないと、もらえるものも、もらえない場合が出てきます。このリビングニーズを使って、最後の家族旅行などを楽しむ方もいらっしゃるのです。

生徒B　リビングニーズが最後の家族旅行の費用になるならいいですね。

長尾　また、家族にバッドニュースを伝える時には、こんな技術も使います。

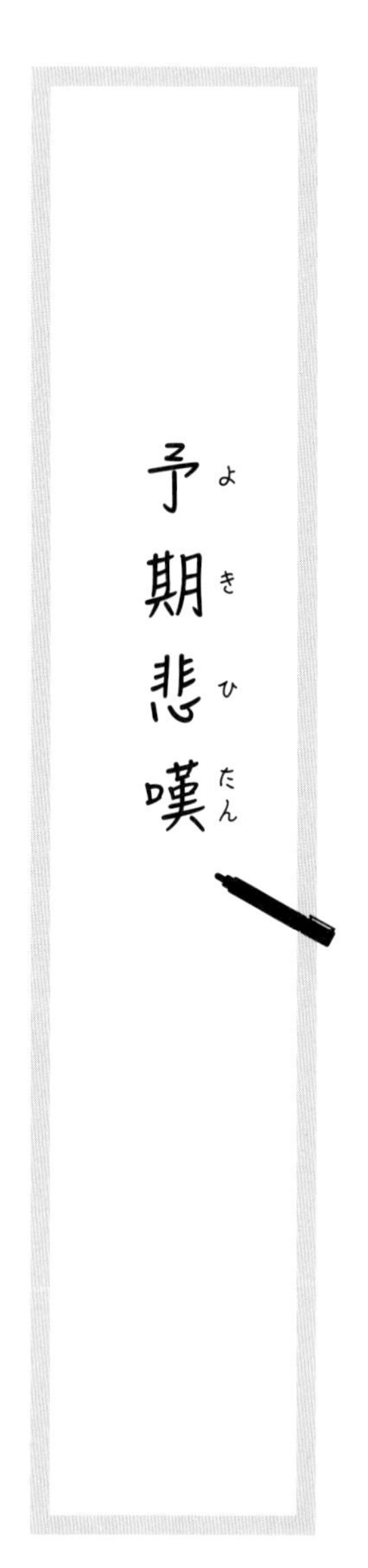

文字通り、大切な家族が亡くなる前に、喪失の悲しみや辛さをある程度受け止めておきましょう、ということです。今まで言えなかった言葉、言い残していた言葉を生きているうち

に伝えられるというメリットもあります。しかし人によっては、愛する人が近い将来に死ぬということを受け止めきれずに、うつ的な症状になったり、体調を壊してしまったりすることもある。だから、家族に死期を上手に伝えるという仕事は、医者にとってはいつだって難題です。僕も今もって、慣れることはありません。

ブリタニーさんは、余命宣告を過ぎてもあれだけ元気でした。だから僕は、その余命宣告をした医者は、謝るべきだったと思う。「私の予測は間違っていました。あなたの余命を修正します」と。もし、正直にそう謝罪していたのなら、ブリタニーさんも考え直したかもしれないとは思えませんか？　患者さん本人への余命宣告とは、それほど罪深いものだと考えます。

生徒C　でも、ブリタニーさんはこんなことを言っていました。「脳腫瘍で脳の機能が奪われて、自分の夫の名前さえも言えなくなったらすごく辛いから、私はそうなる前に死にます」って。長尾先生から見たらまだ終末期でなく、しっかりしていたとしても、彼女からしてみたら、愛する夫のことをちゃんとわかったまま死ぬという、ギリギリのラインだったかもしれないです。

長尾　うーん、それでもあと数カ月は頑張れたと僕は思うけれども。確かに欧米人は、自分が自分でなくなっていくという過程に、日本人よりも恐怖を覚えるようです。これってどういうことかって言うと、欧米人は、自己決定するのが人間としての基本であり、自己決定がすべての生き方の前提にあると考えているのです。家族も日本ほどは介入しないし、できない。仕事選び、結婚・離婚、そして自分の受ける医療に関してもすべて、自分が決めます。

　それに対して、日本は、自己決定をしない国だと言えます。みんなで話し合って決める。あるいは、違うと思えば、沈黙をする。そして沈黙は金なのです。向こうでは、違っているものは違っている！　ときちんと主張しなければ、「あいつはバカだ」と思われるだけ。ブリタニーさんも、夫の名前がわからなくなったり、幸福な記憶を失っていくことで、自分は人間ではなくなるという恐怖もあったのでしょう。だから早く死んでしまいたいと。

　ではここで皆さんに質問しよう。あなた自身が重い病気になった時、もしくは自分の親が重い病気になった時、余命を知りたいですか？　医者に訊いてみたいと思う？

生徒B　よけいなお世話だと思う。

生徒C　自分で知るのは怖いですが、仮に親が倒れた時に、あとどれくらい生きられるかっていうことを知っておかなければ、準備に困ると思います。

長尾　それは心の準備？　それとももっと物理的な準備のこと？

生徒C　どちらもです。でも、これからどうしようと考えることは必要なので、長尾先生が言うように、余命宣告を一概に「悪」と考えるのはおかしいと思います。

長尾　「悪」とは言ってないよ。

生徒C　悪というか、僕は、たとえば親父が仮に倒れたら、「あとどれくらい生きられますか？」って主治医に訊きます。

長尾　僕も、家族に訊かれたら、そっと僕の思う一応の目安は言いますよ。

生徒G　余命宣告は僕もあったほうがいいかなとは思います。宣告がされないでそのまま患っていくと別れの準備ができない。遺された者には気持ちの整理がつかないので、それが結果的に当たっていても間違っていても、言ってほしいです。でも、もちろん少しでも回復の可能性があるならば、言ってほしくはありません。

生徒D　私は叔母さんの時に、余命が当たらなかったから、不要かなと思います。

長尾　どれくらい違っていたの？

生徒D　余命宣告よりも半年以上生きました。だけど、余命宣告よりも長く生きたその間というのは、周囲はみんな「今日か明日か」といつも不安になってしまいます。その不安感を、心の準備とは呼ばないような気がするから。

生徒A　当たる／当たらないは置いておいて、僕は訊きたいと思います。

長尾　それは自分の親の時、ということ？

生徒A　いえ、自分自身の余命宣告も含めてです。でも今のお話を聞いていると、たとえ余命宣告を告げられても、安楽死とか尊厳死とか、それほど自分では選べないのかなあという気もしてきました。所詮なるようにしかならないというか。

長尾　確かにそれは一理あります。これは、終末期医療における「死ぬ権利」とはまた別の話です。人は、好きで生まれてきたわけではありません。親も国も性別も選ばずに生まれてきた。死も同様です。どんなふうに死ぬのか、いつ死ぬのか、どこで死ぬのかをすべてコントロールしようとするのは、人間のエゴイズムでしかありません。……だからね、僕は本当は、「死」に形容詞をつけることはあまり好きではない。「死」は「死」でしかない、と個人的には思っています。しかし今の終末期医療の在り方に疑問を投げかけるためには、形容詞をつけないと議論ができないのです。

生徒B　じゃあ、ブリタニーさんもエゴですか?

長尾　そこまでは言っていません。しかし、死とは基本、「待つ」ものなのです。ちょっときつい言い方になるかもしれませんが、ブリタニーさんは、待てなかったのです。若かったせいもあるでしょう。日米の文化や宗教の違いもあるでしょう。

哲学者の鷲田清一さんは、『「待つ」ということ』（2006年、角川選書）という本を書かれています。本の紹介文には、「現代は、待たなくてもよい社会、待つことができない社会になった。私たちは、意のままにならないもの、どうしようもないもの、じっとしているしかないもの、そういうものへの感受性をなくしはじめた。偶然を待つ、自分を超えたものにつきしたがう、未来というものの訪れを待ちうけるなど、「待つ」という行為や感覚からの認識を、臨床哲学の視点から考察する」とあります。

死とはまさに、「自分を超えたもの」であると僕は考えます。いい言葉でしょう？

尊厳死・平穏死↓自然な死を「待てる」死

安楽死↓自然な死を「待てない」

第三章

あなたにとって
死とは
何ですか?

生徒A　死が「待つもの」である、ということは理解できます。でも、余命半年と医師から言われて、ああそうですか、と平常心で待てる人というのは、やはり少ないのではないでしょうか。お年寄りならともかく、ブリタニーさんや僕らのような20代、30代の場合、特に気が狂いそうになります。死が間近に迫ったら、早く死にたくなるかもしれません。だからこそ、余命半年と宣告されるのと同時に、「どう死にたいか」と選択肢を与えられるのはいいことだと思うのです。

生徒G　僕もそう思います。日本はキリスト教圏と違って、自殺は罪にならないから大丈夫と言われたって、先ほど長尾先生が言われたように、やはり自殺なんて怖くてできません。ブリタニーさんのように、医師が手伝ってくれないと死にたくても死ねないこともあるでしょう。それでももちろん、怖いですが。

長尾　自殺や安楽死を怖いと思うのなら、余命半年と言われたら、自然に訪れる死を待つほうがまだマシではないですか?

生徒A　でも、それはそれで、終末期には痛くて辛い日々が待っているわけですよね?

長尾　なるほど。終末期の痛くて辛い日々を選ぶか、自殺や安楽死を選ぶかの選択肢がほしいということですね。生徒Aさん、終末期が痛くて辛いと思うのはどうして？

生徒A　どうしてって……そうではないんですか？　どんな死に方であっても、痛くて、辛そうです。もちろん、事故などで即死の人もいるから、その時間の長さはケースバイケースだとは思いますが。

長尾　わかりました。そもそも終末期って何だろう？　もう一度、そこから考えていきましょう。実は、日本においても、世界においても、終末期を医学的に、客観的に定義するのはきわめて困難なのです。

終末期の定義↓誰もよくわからない！

生徒B　ではお医者さんは、何をもって終末期と言っているんですか？

長尾　経験的にはなんとなくわかる気がします。私ももちろん、たくさんの人を診てきたので、だいたいわかります。時々、はずれますけど。だけど、定義付けるということは、誰が見てもわかるようにしなければならないということなんです。たとえば、極端な話、血圧や心拍数や血液検査などの数値によってなんらかの基準を設けることが「定義」ということになるかもしれません。しかし、数値などは人それぞれ。終末期は、そういった数字による定義の次元とは違うところにあるのだと思います。

生徒D　でも、誰にでも終末期は訪れる。

長尾　いい質問です。終末期は誰にでも訪れるのか？　実はそうではありません。老衰・病気・障害。あまりにも大雑把なくくりですが、現代において95％の人は、このどれかで死んでいくと言われているので、つまり95％の人には終末期がある、とも言えます。現代の日本において終末期がない、つまり事故や自殺、また急病などによって突然死する人が約５％いるということがわかっています。

終末期の定義はありませんが、我が国においては、「老衰・病気・障害が進行し、予想される余命が3カ月以内程度」という目安が医師の間にはあるようです。特に、末期のがんである場合は、終末期を予測しやすいと言えます。

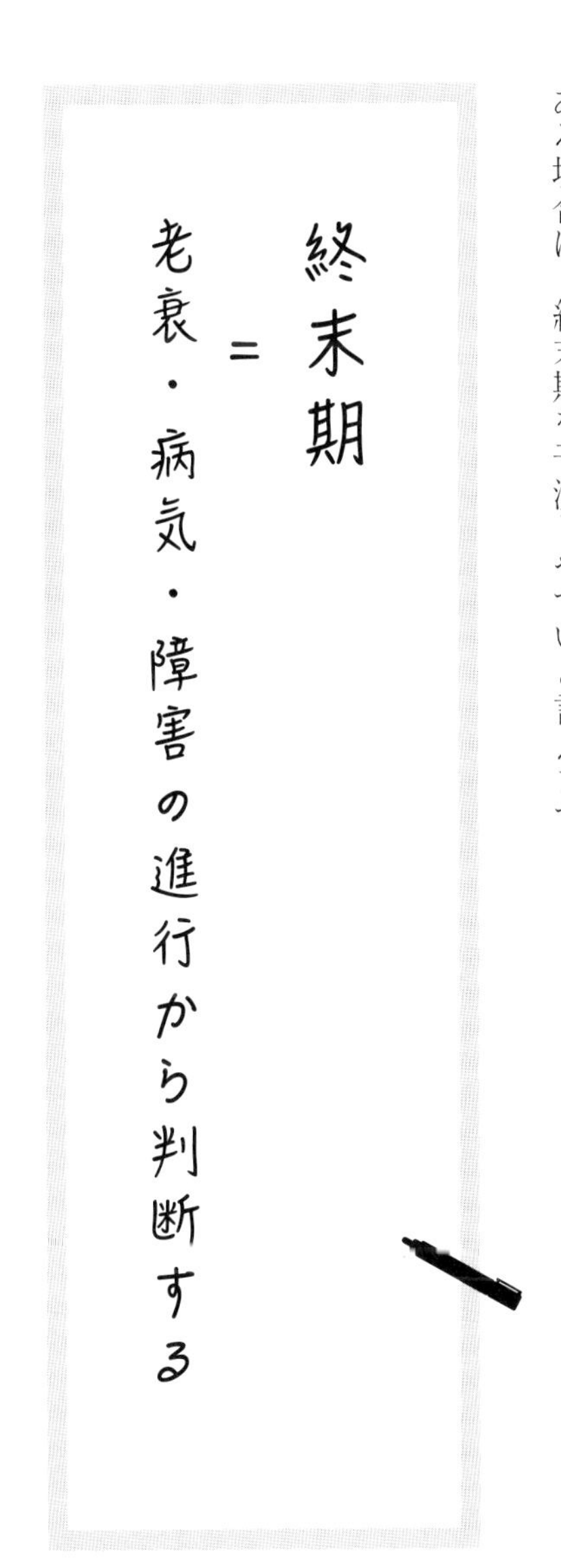

ここで、日本人の死因をまとめたグラフを見てみましょう。

年齢階級別にみる主な死因の割合

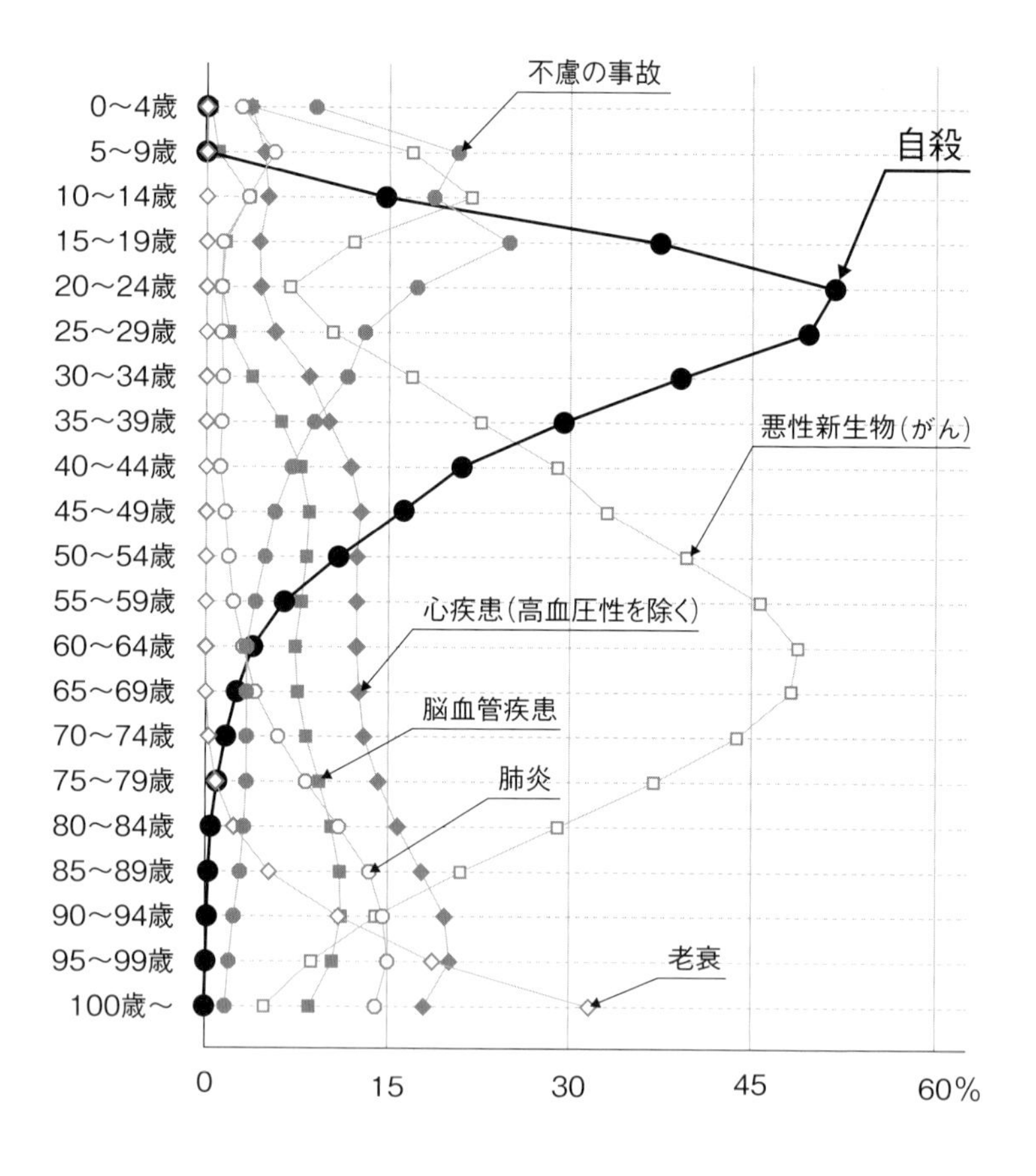

〈厚生労働省「平成24年人口動態統計」を基に作成〉

生徒E　我々の世代（20～30代）は自殺が1位なんですね。

長尾　それはそうでしょう。若い人は、そうそう死なないのです。今あなたが言ったように、自殺や不慮の事故や、殺人で不幸にも亡くなられた方には、終末期はありません。火山の噴火や津波で亡くなった人にも、終末期はありません。このように、5分前まではまさか自分が死ぬとは思わずに亡くなる方もいらっしゃいます。

あるいは私が、今ここで突然心筋梗塞になり、うーーん…って倒れて10分後に死ぬ場合もあるんです。この教室には、ＡＥＤ（自動体外式除細動器）は設置されている？　されていないね。それならますます死ぬ確率は高くなる。突然の心停止で死亡。これってつまり、終末期がなかった、ということです。お風呂で突然死する人が、年間2万人もいるんです。会社の後に同僚と一杯飲んで帰って来て、今日は疲れたーってお風呂でつい寝てしまい、溺れて死んでしまった、というケースです。そういう方の死亡診断書を書くのも僕の仕事です。こうした人たちにも終末期はない。

生徒A　終末期と余命宣告の違いって何ですか？

長尾　ありがとう。これにも明確な定義はありません。医師によって意見の分かれるところだと思います。僕は、広義で死が見えてきたものが余命宣告であり、もっと狭義、短い期間で死を予測できるようになればそれを終末期と呼ぶのだと考えます。でも僕は性格が若干ひねくれているので、生まれたての赤ちゃんを見たら、「ああ、この子は余命80年やな」と思うし、キャバクラに連れて行かれた時に、20歳の可愛いキャバ嬢に、「あなたは余命60年なんだよ、自分だけは歳とらへんと思っているかもしれないけど、すぐにおばあちゃんになっちゃうんだよ」と言って「お客さんサイテー」と怒られたこともあります。

先ほどお話したように、医師の間では、余命3カ月以内を終末期と呼ぶ、という一応の目安はありますが、余命半年、3カ月、1カ月、3日、1日、1時間……ご本人にとってみれば、それぞれがまったく違う話だとは思いませんか。たとえば、ブリタニーさんのように、医師に宣告された余命を過ぎても生きている場合、そもそも余命や終末期という言葉の意味はなくなってくる。

生徒C　人間、生きていればそれは、誰でも余命を生きているということですね。生まれた瞬間から、死に向かって生きている。

生まれた瞬間から死に向かって生きている

長尾 そうなんです。今あなた、すごくいいこと言ったね。

この言葉はぜひ、頭の片隅にいつでも置いておいてほしい。自分はあと何年生きられるのかを考えて生きることは、決して無駄なことではありません。人間は致死率100％なのですから。人生はよくマラソンに喩(たと)えられますが、競技のマラソンにはたいてい、中間地点に折り返しのコーンが立っていますよね。コーンまでが前半戦、コーンを折り返したら、後半戦の始まりです。人生80歳だとしたら、折り返し地点の40歳くらいまでは、余命とか死ぬことについて、それほど意識しなくていいと思いますが、40歳～50歳を過ぎたら、確実に死ぬまでの距離のほうがどんどん短くなっていくわけです。

たとえば、医者は早死にすると言われているので、僕はせいぜい、70歳くらいまでの人生かなあと考えています。70歳まで生きるとしたら、まあこれも勝手な希望ですけれど、あと

14年もないわけです。14年で何ができるんだろう？　何人の女と……いや、そんなことじゃない（笑）、もっと、いろんなこと考えますよね、やっぱり。でもここにいる皆さんは、まだ折り返し地点のコーンすら見えていない。だから、「私は絶対に死なない」と思っている人だっているのではないですか？

生徒D　はい、今は。私は自分が死ぬなんて、考えたこともありません。

長尾　では、死にたい、と思ったことは？

生徒D　それもありません。同年代の友人の中には、すぐに「もう死にたい」と口にする人もいますが、私は彼女がどこまで本気で言っているのかわかりません。

長尾　そうだね。「死にたい」と普段から言っている人に限って、長生きしたりするしね。でもそれは、若い人に限った話ではないかもしれません。僕が在宅で診ている100歳のじいちゃんも、「自分が死ぬなんて想像もつかない」と真顔で言うんです。これはこれで、幸せなことです。100歳までお元気で、在宅で生きてきたということは、もう、老衰でゆっくり平穏死（尊厳死）というコース以外、おそらくあり得ないということでもあります。実は、その100歳のじいちゃんのお隣の家のばあちゃんも、僕の在宅患者さんです。90歳です。このばあちゃんが、先日亡くなった。僕はその直前に、100歳のじいちゃんのところに往診に行っていたので、こう伝えた。

「じいちゃんね、お隣のウメ子ばあちゃん、知っとるやろ？　あのばあちゃん、もうすぐ死にそうや。何か伝えておきたいこと、ある？」

そしたら、じいちゃん、なんて言ったと思う？

「ええ、ウメ子さん死ぬのか。かわいそうにな。ハハハハハ」

別に意地悪で笑っているんじゃないんです。死というものが、あまりにも自分とは遠い存在に思っているので、100歳のじいちゃんは笑ったように感じました。要するに、自分だ

死＝自分だけは例外？

けは死なない。例外を生きていると思っているのでしょう。一理あります。先ほどから言っているように。自分が「死んだ！」「ショック！」と言う人は、この世にいませんから。

僕の母親だってそうです。84歳です。実は母親は病院が大好きなんです。だから、先日こう訊いてみました。

「お母さんは、最期はどこで死にたいの？　病院か？　このまま家にいるか？　お母さんの希望をできるだけ叶えるよ」

すると母は、こう言いました。

「和宏さん、親にそんなことを言うものではありませんよ、縁起でもない！」

また母に怒られてしまいました。

一同　笑い

長尾　でも、それくらい死を遠ざけておくことで、元気に生きられるということはあるわけです。毎日、真剣に死ぬことばかり考えていたら、それはそれで精神的に問題です。もちろん、〈日本尊厳死協会〉には入っておいたほうがいいと思うけれど、だからって毎日、死を意識しなければならない、ということではありません。時々思い出せば、それでいいのです。

生徒A　だけど日本人は世界的に見ても、死をあまり意識しない国民のように思います。それには、「縁起でもない」という美意識も働いていると思いますが、一方で、無宗教の人が多いということもあるのではないでしょうか。かつての戦争のことも、たとえば3・11のことにしても、すぐ忘れちゃうというか、忘れっぽいところがあるというか。自分のことも含めてですが。

長尾　確かにそうです。日本人というのは、良くも悪くも自分自身の死については、楽天的なところがあるような気がします。それは、尊厳死協会の仕事をしていても、つくづく思いますね。楽天的だからこそ、自分の最期についても、「家族がいいようにしてくれるだろう」と考えるのです。特に男性の場合、それが顕著（けんちょ）です。たとえば、82歳の男性に胃がんが見つかったとしましょう。僕は、平均寿命を超えてから見つかったがんならば、摘出手術を何がなんでも行うという考えは捨てたほうがいいんじゃないかと思っている。「お父さん、どうしますか。胃袋取りますか？　お父さんの年齢の場合、取らないで様子を見るという道もあると思いますが」と訊く。すると、たいていこう答えます。

「俺にはよくわからんから、息子に決めてもらってくれ」

他でもない自分の大切な胃袋ですよ。それを取るかどうかを息子に委ねるという、こんなの、アメリカ人が聞いたら引っくり返ると思います。

一同　笑い

長尾　さてここで、生徒Aさんから投げかけてもらった、終末期は痛くて辛いのか？　という本題に入りましょう。Aさん、終末期ってどれくらい痛くて辛いと思う？

生徒A　もちろん、病気にもよると思います。今お話にあった、老衰で亡くなるであろう、100歳のおじいちゃんのような人なら、たいして痛がらずに死ねそうな気もします。でも、がんで死ぬとかだったら痛いんでしょうね、やっぱり。

長尾　それは、どれくらい痛いと思う？　もう耐えがたい痛み？

生徒A　そういう印象はありますね、七転八倒するというか。だから、やっぱりモルヒネとかで痛みを和らげないといけないんだろうなって。

長尾　モルヒネをやったら、どんな感じになると思う？

生徒C　モルヒネって麻薬ですよね？

長尾　麻薬って怖い？

生徒C　怖いですよね。自分が自分でなくなるというか。でも、そこまでしないとがんの痛みをごまかせないんだろうなって。

長尾　なるほど。確かに、がんの末期の人の、多くは痛みを伴います。個人差はありますが、大変痛がり、苦しむ人もいます。痛いのが好きな人間はいません。よほどの変態でない限り。「痛み」。実はこれは大変個人差のある感覚なのです。日本の学校では、よく、「人の痛みがわかる人間になりなさい」と教えます。だけど僕が思うに、人の痛みなんて、絶対に共感のしようがありません。人の痛みがわかるというのは思い過ごしなのではないか。「たいして痛くないはずなのに、大げさな」などと考えてはいけない。痛みというものは、それくらいに個人差があるものです。

同じ状態のケガ、同じ状態の病気であっても、痛みの強さというのは、個人によって、10倍…いや、100倍以上違うことがあると経験的に知っています。子どもの頃に、学校でインフルエンザの予防注射を受けたことがあるでしょう？　ギャーギャー泣いて痛がる子も、蚊に刺されたくらいに、ケロッとしている子もいたと思います。あの風景が、いかに痛みというものに個人差があるかを象徴しています。痛みというのは、脳の感覚なのです。皮膚でも内臓でもなく、あなたの脳が「痛い！」と感じれば、痛いわけです。つまり、単なる肉体的な感覚だけではなく、精神的、心理的な感覚を伴うから、これほどの個人差が生まれます。

そして、「痛み」には大きく分けて、4つの種類があると言われています。

痛みには4種類ある

肉体的痛み……通常の身体的な痛みや日常生活の支障。

精神的痛み……不安や恐怖、怒り、うつなどこころの痛み。

社会的痛み……病気のために仕事を失い経済的に苦しくなったり、社会的な疎外感によって感じる痛み。

魂の痛み………精神的な痛みよりも深いところから来る、人生の意味の問い、霊的なもの、死生観に対する悩み。

これら4つの痛みは、「全人的な痛み」とも言われ、人が人として感じる痛みです。終末期においては、これらの痛みが代わる代わる訪れると言われています。この4つのうち、健康な皆さんにはなんとなくわかる痛みと、わかりにくい痛みがあると思います。特に、若いあなた方が、「魂の痛み」によって考えるのは難しいことでしょう。これは、死を間近にした人にしか、わからない痛みだと思います。僕もわかっているような話をしていますが、実は全然わかっていないかもしれません。「魂の痛み」とは、「なぜ生きてきたのか」「自分の生に価値があったのか」「どうしてあの時、別の道を歩まなかったのか」「死んだら私は何処へ行くのか」など、自分の人生を振り返り、生死について根源的な意味を問いただそうとすることで生じる痛みです。

生徒C　だとすれば、「魂の痛み」は認知症の人の場合は感じないのではないですか？

長尾　そうではありません。認知症の人も「魂の痛み」はあります。問題は、その痛みをキャッチできる能力のある人が、周囲にいるかいないかです。そうしたデータは誰も発表していないので、はっきりしたことは言えませんが。認知症になったら、もう何もわからない、死ぬことすらわかっていないだろう、と考えるのは、非常に「上から目線」ですね。

生徒G　この4つの痛みのうち、医療で治せるのは「肉体的痛み」だけではないのですか？

長尾　人によってはそうかもしれません。でも、それ以外の痛みもなんとか医療によって緩和できないかと医師は考えています。医療には、「緩和医療」という領域があります。この言葉を聞いたことがある人は？

緩和医療

＝ palliative medicine

●がんと診断された時から始まる。

●がんもがん以外もすべての医療の土台。

生徒C　私の友人のお母さんは、今、緩和ケア病棟というところに入っています。

長尾　そのお母さんは、がん患者さんですね？　緩和医療と緩和ケアという言葉は、あまり区別されずに使われているようです。文字通り、根治的に病気を治す医療ではなくて、患者さんの痛みや辛さを緩和させるための医療のことを言います。緩和ケアという言葉は、特に、末期のがん患者さんのために使われています。２００２年に、ＷＨＯは次のように緩和ケアについて定義しています。

ＷＨＯ（世界保健機関）による、緩和ケアの定義とは？

緩和ケアは、生命を脅かす疾患による問題に直面する患者とその家族に対して、痛みやその他の身体的、心理的、社会的な問題、さらにスピリチュアル（宗教的、哲学的なこころや精神、霊魂、魂）な問題を早期に発見し、的確な評価と処置を行うことによって、苦痛を予防したり、和らげることで、ＱＯＬを改善する行為である。

誤解している人も多いのですが、緩和医療は、がんの終末期だけに用いられる医療ではありません。かつての医療現場、たとえば生徒Gさんのお父さんががんと闘っていた25年前に

がん対策推進基本計画が提唱する緩和ケアのあり方

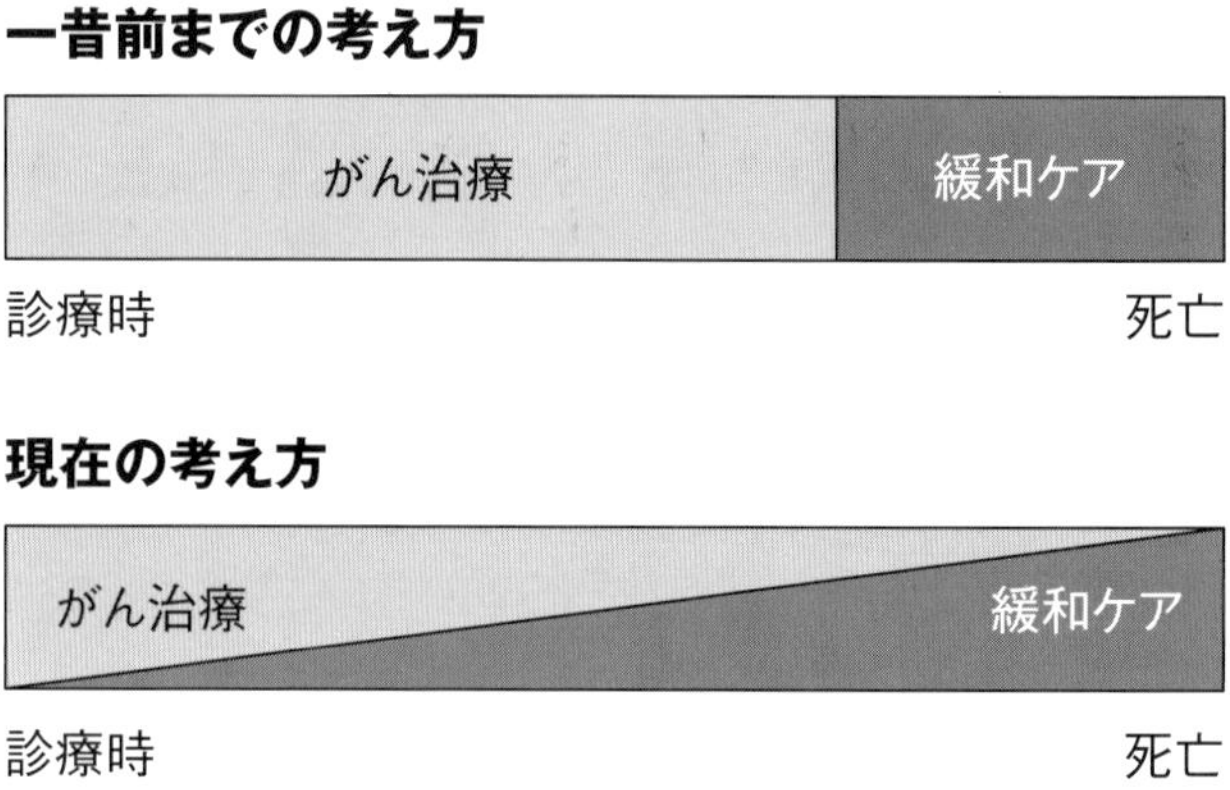

一昔前までの考え方

がん治療	緩和ケア
診療時	死亡

現在の考え方

がん治療	緩和ケア
診療時	死亡

は、患者さんの痛みや辛さを和らげることに医療はあまりにも無関心でした。がんを治すことには一生懸命で、患者さんのＱＯＬには無関心だった医者が多過ぎたのです。辛い歴史です。そうした反省を踏まえ、現在では、終末期だけではなく、がんの治療が始まるのと同時に、緩和ケアも始まるというような考えに変わってきています。

ただ、その緩和ケアの中心にあるのは麻薬などのお薬を用いた医療であることは間違いありません。私も日々、終末期の患者さんに麻薬を使っています。だけど、麻薬に関する誤解はすごく多い。「今日から麻

生徒C　今までの先生のお話を聞いていますと、特に終末期には、延命治療とか緩和ケアというものが必ずあって、そこを通って死を迎えるということが一般的だと受け取りました。しかし中には、手術を拒否する人とか、輸血を拒否する人とか、治療を一切拒否する人もいますよね。「私は一切の治療を受けずにそのまま死にたい」と患者さんが言った場合、先生はどう答えますか？

長尾　いい質問です。年齢や病態によってはそれも尊厳死になるのだと思います。その人の尊厳を守るという意味で言えば、その患者さんの言

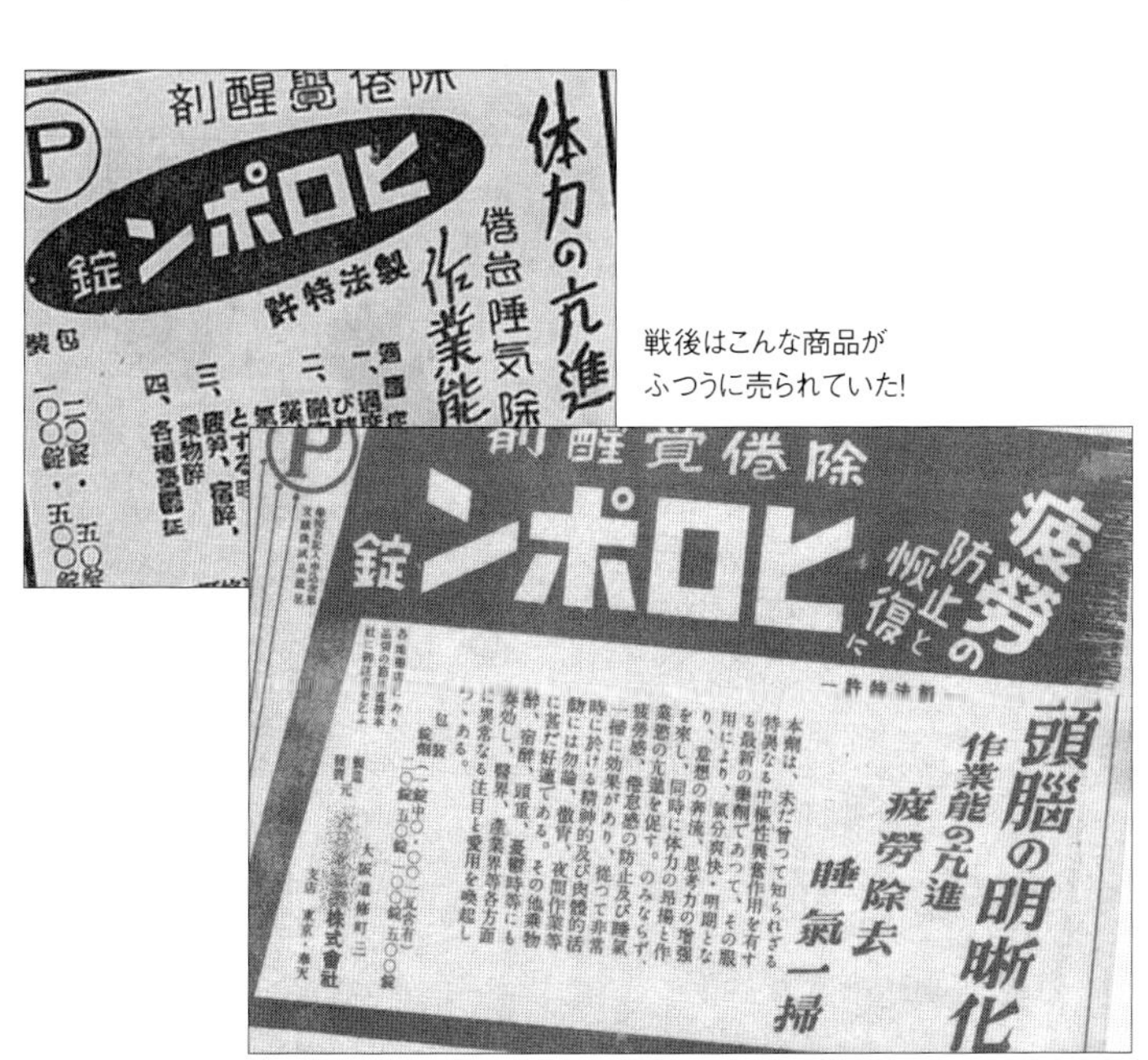

戦後はこんな商品がふつうに売られていた!

うことに逆らうことは、どんな医師だってできないのです。「やらない」と患者さんが言えば、たとえ終末期でなく、治る確率のかなり高い病気だったとしても、医師は治療を行うことはできません。今、実は、極度の医療不信に陥った結果、治療の一切を拒否してしまう患者さんも少なからずいるのです。では、あなたに訊きたい。あなたが明日突然、がんと宣告されたとしたら？　何もしないで放置したほうが得だと思いますか？

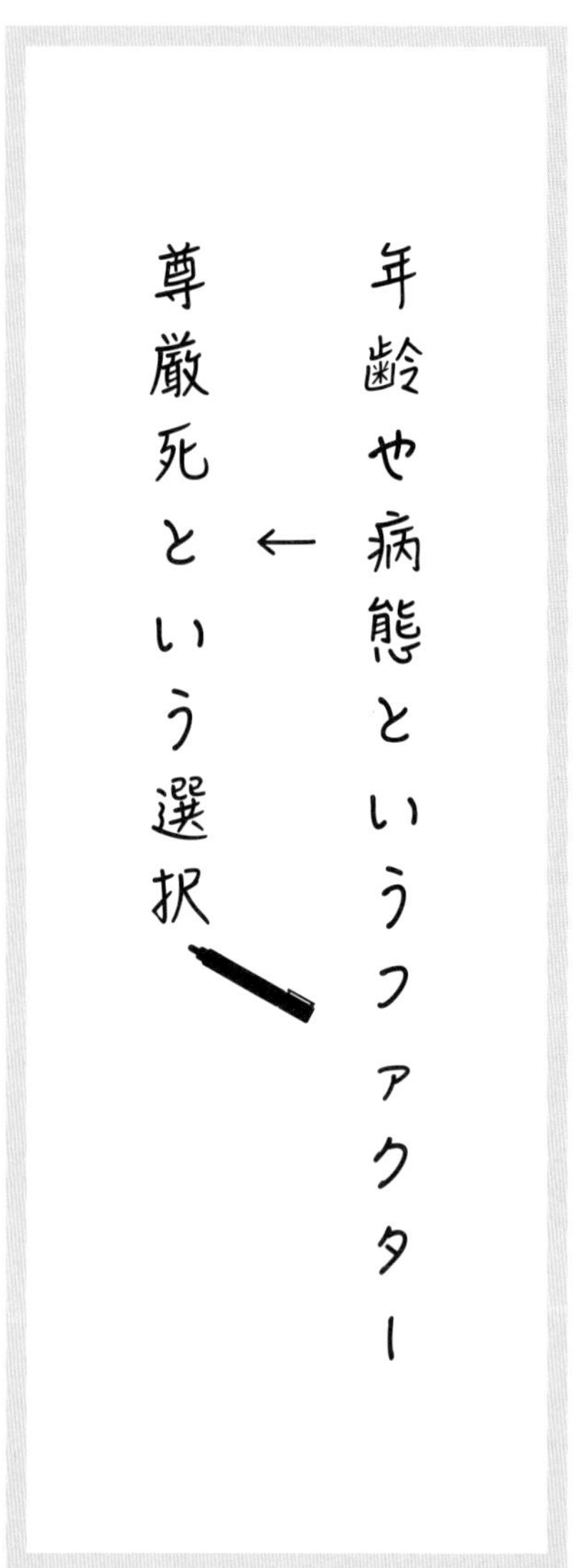

生徒C　……わかりません。本を読んだりして、いろいろ調べてからでないと、答えは探せないです。

長尾　じゃあ、あなたではなく、あなたのおじいちゃんとかおばあちゃんが、明日、がんと宣告されたとしたら？　たとえば、胃がんになったとしましょう。仮に、90歳のひいおじいちゃんがあなたにいたとしようか。どうも最近、食欲が落ちてきて、胃カメラを飲んだら、胃がんが見つかったと。僕なら、放置を勧めますね。その理由は、「もう歳だから」です。90歳の体力で、胃を全摘し、抗がん剤治療などを行ってダメージを与えるよりも、放っておいたほうが、むしろ長生きするかもしれないし、何よりも今の生活を損なわずに最期まで全うできる可能性が高いからです。それもひとつの、尊厳死です。

90歳を超えたおじいちゃんの場合は、がんが見つかっても放置、そのまま尊厳死という選択は大いに賛成です。しかし、もしも若いあなたに仮にがんが見つかった場合。一切の治療を拒否してがんを放置します、という考え方のまま亡くなられたのなら、医師として僕は、「損な選択をしましたね」と考えざるを得ないのです。損をするよりも、尊厳をもって、やっぱり医療の恩恵を受けてほしい。治る可能性があるものだったら、やっぱり治療をしてほしいと思います。

生徒E　今、先生が言った「尊厳をもって」というのをもっと具体的に教えてください。

長尾　確かに。尊厳って、なんだろう。辞書には、「とうとくおごそかなこと、気高く侵しがたいこと」と書いてあるけれど。具体的にはどういうことだと思う？　逆に僕が皆さんから教わりたい。あなたにとっての「尊厳」とは何？　もっとわかりやすく言うならば、これを失うくらいなら、死んだほうがマシだと思えるものって、何かありますか？

生徒E　自由かな。

生徒B　パッと思いつくのは……自分の希望、ああしたい、こうしたいという意思ですかね。

生徒D　家族とか。

生徒C　幸せとかかな。

長尾　それは、どんな幸せのこと？　どんな時に幸せに感じる？

生徒C　うまく言えません。でも、ブリタニーさんの話を聞いた時に、彼女はもうすぐ死ぬと医者から言われて、「幸せの形」を探し始めたのだと思います。

長尾　なるほど。ブリタニーさんにとって、何が「幸せの形」だったと思う？

生徒C　そうですね……彼女の場合、大好きな旦那さんのことを忘れずに死ぬこと。それが彼女にとって、「幸せの形」だったのだと思います。

長尾　最愛の人と、手を繋いで一緒に旅行して、アイラブユーと言える今の状態が崩れていくのが怖かったのかな。

生徒C　そうだと思います。そうなるのが嫌だったから、安楽死を選んだ。それが、彼女の尊厳だったから。

生徒A　改めて考えてみると、僕は今まで「尊厳を失った」と感じたことがありません。だからよくわからないのですが、たとえば「プライド」とか、「日常生活が送れなくなる」とか、

「誰かから強いプレッシャーを与えられ続けた」とか、そんなイメージです。

生徒G　僕は文字通り、「厳しく尊ばれるための、何者にも犯すことのできない自分の意思」だと思います。

長尾　それは誰にも共通しているものなのかな？　人権みたいに普遍的なもの？　それとも、人によって価値の違うものなのかな？

生徒G　その人によって違うのではないでしょうか、思い思いに。「あなた、それ絶対に違うよ」とは言えない、絶対的にその人のものであるということ。

長尾　つまり尊厳とは、その人固有の価値観で違ってもいいと。

生徒G　はい。尊厳死っていうのは僕の解釈だと、自分で決めるっていう死であるから。

長尾　なるほど、尊厳に「死」がつくと、自分で決めるという意味合いが強くなるね。

生徒G　家族であっても、本来は意見する立場にないというか。

長尾　確かにそうです。尊厳死とは、一言では説明できませんが、「自己決定」というものが根底にはあります。先ほど説明したリビングウィル、これは誰が決めるのかと言えば、自分でしかないのです。いかに家族に依存しようとも。ブリタニーさんも、「自己決定」したのです。彼女は、今の幸せが崩れることが耐えられなかったんだね、きっと。

生徒C　リビングウィルは法的に有効ですか？

長尾　僕自身も尊厳死協会の会員なので、こうしたカードをいつも持ち歩いています。このカードを見てください（次頁参照）。ここに小さく、このように書いてあります。「自分が不治かつ末期になれば、延命治療はお断りです。ただし必要な緩和治療はしっかりやってください」と。では、実際にどうなっているか？

生徒C　確か、医療現場では、９割が実行されて、１割が拒否されているという話を以前聞きました。

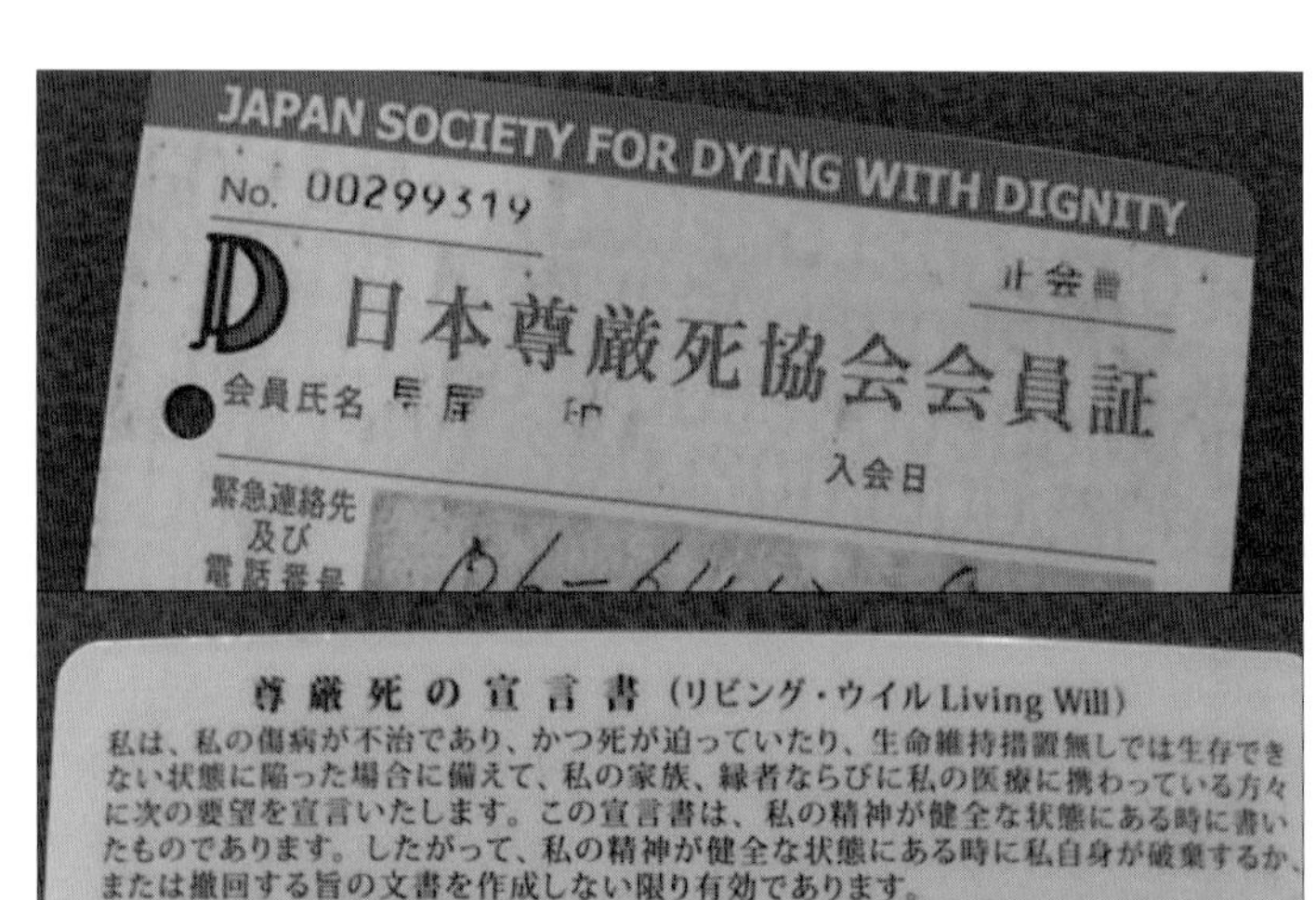

長尾　あの世に行った人に聞くことはできません。ですから遺族に調査するんです。〈日本尊厳死協会〉では、会員だった人が亡くなった後で、ご遺族に手紙を出して、このカードは活かされましたか？　と伺います。今までの調査によれば、あなたが言った通り、「管だらけになって死ぬのは嫌だ、枯れて死にたい」という本人の意思は、このカードにより医療現場の9割で活かされて、1割が活かされていないというデータが出ています。それが現状です。しかしリビングウィルの法的担保があるのか？　と問われたら、先進国で唯一、それが「ない」のです。

「遺言書」は法的に有効です。僕が死んで、仮に遺産がいっぱいあったとしたら、「1千万円を愛人にあげる」って一筆書いて公証役場に持って行くことで、これが遺言書になります。愛人に1千万円行くはずです（笑）。遺言書は公式文書なのです。

それに対し、リビングウィルは法的に担保された文書ではありませんが、自分で一筆書いてハンコを押して、ちゃんと原本を〈日本尊厳死協会〉の本部に保管しておくのです。協会本部は東京の本郷にあるのですが、事務室には巨大なロッカーがあり、その原本を全部、厳重に保管して管理しています。多少、形式の違いはあれど、リビングウィルは先進国各国に

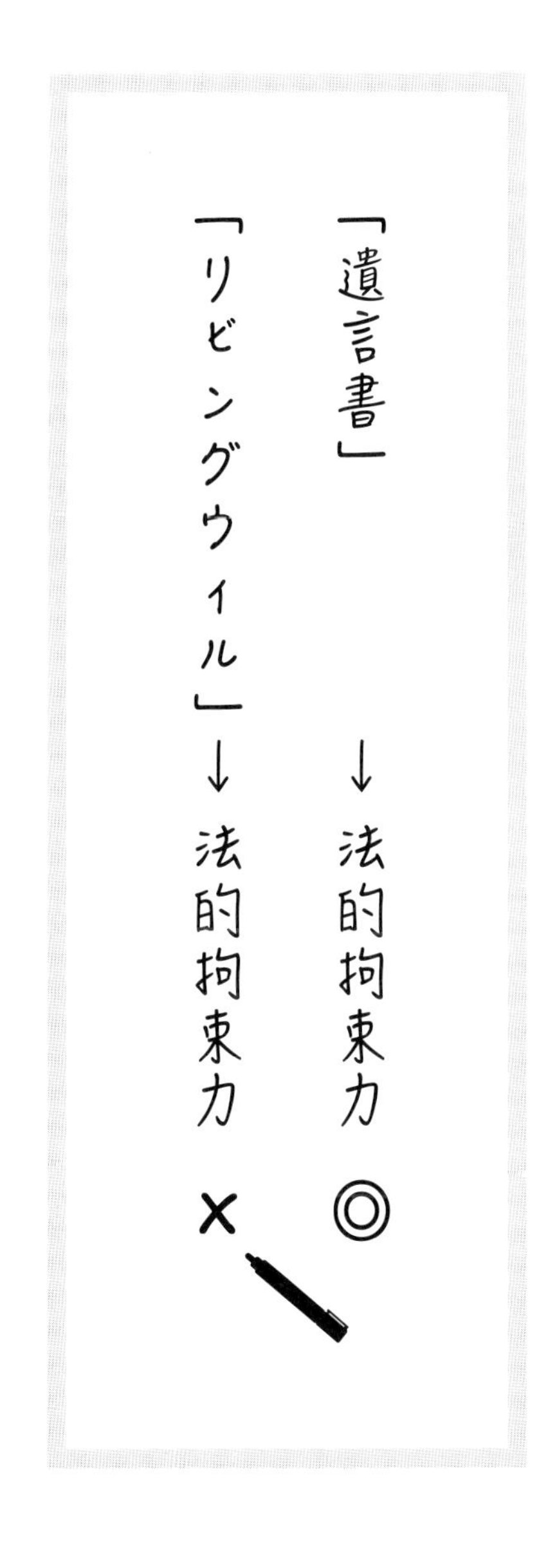

ありますが、法的担保がないのは、日本だけなのです。

生徒G　リビングウィルが活かされなかった1割というのは、どういう状態のことですか？

長尾　家族や医療者が、本人がリビングウィルを表明しているということを知らぬまま、延命治療を続けたということが多いかもしれません。また、たとえば、僕がここで心筋梗塞で倒れたとします。そのまま病院に運ばれ、回復の見込みがない場合には、さきほどお見せしたカードを携帯しているわけですから、本来ならば、リビングウィルが活かされるはずですが、たとえば僕の子どもが病室に駆け込んできて、「パパは年金が多いから、1日でも長く生かしてください！」とお医者さんに頼み込んだら、お医者さんは子どもの希望に従うしかないんです。

生徒A　そういうことか！

長尾　そういうことです。そこでお医者さんがリビングウィルを優先して延命治療をやめた場合、後から僕の子どもが、その病院を殺人罪で訴えるかもわからない。まあ、うちの子どもはやそんな子ではないけどね(笑)。

生徒C　だけど最近、これだけメディアで取り上げられているわけですよね？　尊厳死、安楽死、「終活」ということも含めて。それなのに、国はダラダラ議論ばかりをして、法的担保を与えない理由ってどこにあるんですか？

長尾　鋭いね。その前に、一度現状をまとめておきましょう。

今お話したように、「リビングウィルの法的担保」はこの国では認められていないのです。法的担保がないということは、人生の最終章に本人の意思を尊重した形で医療を行っても、医師が家族から殺人罪として問われる可能性があるということです。まして、ブリタニーさんが選択したような安楽死ですが、これは、日本では紛うことなき「殺人罪」です。なぜ日本では、リビングウィルの法的担保が10年間も停滞しているのか？　はっきり言うと反対派の声が大きく、本質的な議論に入れないからです。〈日本尊厳死協会〉は、14万人の請願署名を受けて、終末期における本人の意思を尊重する法律を作ってくれと、議員連盟にお願いしてきました。お願いし続けて10年間です。しかし、国会議員どころか、医療界……たとえば日本医師会ってあるんですね、16万人のお医者さんの集まりがあります。ここも反対表明をしています。その他、いろんな学会も暗に反対を表明しています。そして、日本宗教連盟という、国内の仏教、神道、キリスト教団体からなる連盟もあって、ここも反対を表明しています。そして弁護士さんたちも反対。そして障害者の団体も反対。

生徒A　なんでそんなに反対するのですか？

長尾　知らないよ、僕が教えてほしいですよ。でもなんて言うんだろう、尊厳死協会を人殺しの集団みたいに勝手に見立てて、「我々は、人殺しがのさばらないように、尊厳死法案に対しては断じて反対の立場を取っていきます！」と喧伝（けんでん）したほうが、正義の味方に見えると思っているんじゃないのかな。正と悪の二元論で語ったほうが、市民にはわかりやすいでしょう？　僕はいつも悪役のほう。そうした有識者を名乗る人の、一方的な破壊論者は、結局、それを望む多くの市民の希望を馬鹿にしていることにも繋がると思うんだけどね。だからいつまで経っても、議論が深まらずに膠着（こうちゃく）状態が続いています。あなた達と今語っている内容のほうが、よほど現実的で本質的です。

生徒C　たとえば、本人がいきなり倒れて、植物状態になる場合がありますよね。リビングウィルを表明することもなく、いきなりバタッて倒れて、人工呼吸器に繋がれて、植物状態で。その時に、家族が「延命治療はしないでください。人工呼吸器や、管をいっぱいつけているのを見たくないんです、もう静かに逝かせてやってください」って言った場合は、家族の意向を認めるべきではないのでしょうか？

もう静かに逝かせてやってください

長尾　わかりません。本人の意思が不在の状態で、どこまで家族が介入できるか？　これは日本においては、難し過ぎる問題です。ちなみに隣国の台湾では、本人の意思が不明でも、家族の意思だけで延命治療を中止できる法律があります。

昨日も、そんな相談が、知らない人から届いたところです。

「お父さんが家で倒れて心臓が止まって、救急車で病院に運ばれました。意識もなく、植物状態になって、人工呼吸をしないと死んでしまいます。どうしたいか息子さんが決めてください、と医師に言われました。どうすればいいですか?」と。

このように、本人の意思が明確でなければ、家族の意向を問われる場合もあります。ところで家族の定義って、いつできたか知っている? 君の家族は何人いる?

生徒E 5人です。

長尾 それは、一緒に住んでいる人っていう意味ですよね。実は日本では、本人から見て6親等までが、家族ということになっています。この民法が定められたのは明治時代。あなたは今、「家族は5人だ」と答えたけれど、家系図を見たら、民法上は、きっと何十人も家族がいるわけです。自分は天涯孤独の人生だ、と思っている人だって、戸籍を調べたら家族は必ずいます。死んだ瞬間に、どこの誰だかわからない、遠くの叔父さん、叔母さん、いとこなどと名乗る人が怒鳴り込んでくることが実際にあります。死ぬまでは、知らないフリ。死んだ途端に、「家族ですが」と。これは時として、医療に大変煩わしい縛りになっています。

生徒A 法律で認められている家族と、僕らが感覚的に家族だと考えている範疇では、大きな開きがあるってことですね。

長尾　そう。時代はどんどん変わってきています。生涯結婚をせず、おひとりさまで死ぬ人も、今後はどんどん増えていきます。死を考えることは、家族の在り方そのものを考えることでもあるのです。血縁よりも、生活の基盤や考えを共にした友人のほうが、本人が終末期になった時に、本人の意向を汲んでくれる場合もあるでしょう。しかし、戸籍上の繋がり、血の繋がりがなければ、日本では何も力になることはできないのです。ちなみに、先の台湾の法律では、本人が事前に指名をしていたら、友人などの血縁関係でない人でも意思決定を代理することができる仕組みになっています。

生徒A　今までは家族絶対で回っていたかもしれない。しかしこの先、老人がどんどん増えて、支えるバランスがまったく逆になった場合に、今の考え方で回るのでしょうか？

長尾　その通りです。まったく回らなくなる。「成年後見人」って聞いたことある？　これは赤の他人でもなれます。２０００年に、介護保険制度ができた時に、成年後見人制度というものも同時にできました。この制度が何のために必要かと言えば、認知症になった時の財

あなたにとって家族とは？

10代から60代の男女1000人を対象に行った
「家族とは何か」という意識調査（複数回答）

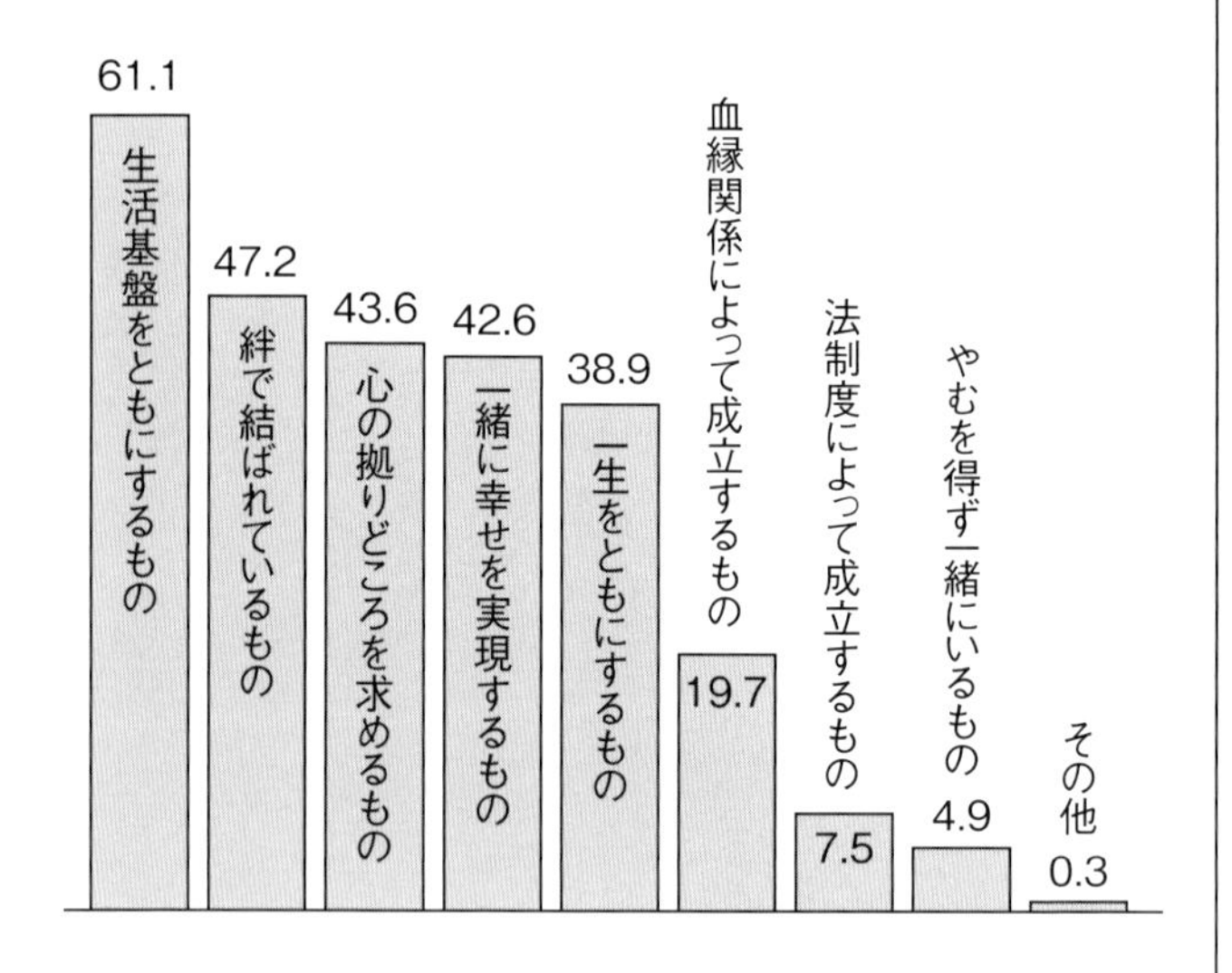

（出典：電通ダイバーシティ・ラボ「ダイバーシティ家族」調査より）

産管理のためなどです。銀行の口座にお金があっても自分で管理できない場合とかね。一方、たとえば、認知症の方が盲腸になって病院に運ばれた。手術をするかどうか。これを「医療後見」と呼ぶのですが、実は、成年後見人制度というのは、「医療後見」までは含まれていません。したがって、今の制度では、まだまだ不十分だと思います。

ここからまたややこしい話になりますが、「事前指示書（アドバンスディレクティブ）」というものがあります。これはつまり、リビングウィルの代理人をも定めた書類です。誰に終の信託をするのか？ 事前指示書があれば、より確実に、自分の選択が活かされるはずです。

生徒A リビングウィルは口頭で伝えておくだけではダメなのでしょうか？ たとえば僕の父親が、普段から口癖のように、「俺に何かあった場合、延命治療なしで死なせてくれ」って口頭だけで複数の家族に言っていたとします。その場合、父親の願いは叶うのでしょうか？

長尾 口頭で意思を伝えておいても、残念ながらなんの証拠もありません。仮に、僕が君のお父さんの主治医だとしたら、「本当にそうなのか、証拠を見せてくれ」と言わざるを得ません。重要な決定には、その根拠となる証拠がないと、後から訴えられることになるかもしれないから。だからやはり、文書化することが重要なのです。

生徒G　でも僕は、たとえ口頭だけだったとしても、家族はそれを尊重し、主張していく義務があると思います。家族の在り方って、人それぞれ違うと思うんですけど、傲慢だと思われようと、少なくとも今、僕の家族の輪の中には、そうした信頼関係があるから。

長尾　それが理想かもしれません。実際は、日本では、リビングウィルがない人が、99・9％ですからね。99・9％の人のために、〈ベストインタレスト〉という考え方を紹介しましょう。本人をよく知っている家族や友人、知人がみんなで話し合って意思決定をする。家族の意見をどこまで尊重するのかは、国によっても本当にいろいろなんです。たとえば、イギリスでは、2005年に、ベストインタレストを法的に認めています。主に認知症の人の終末期医療をどうするかという話です。

生徒D　今のお話をずっと聞いていて、親の最期の希望は叶えてあげたいという気持ちになりました。叶えてあげなくてはと。でも、やっぱり考えたくないんです。うちのお母さんが、「私が死んだらお墓の管理をよろしくね」って言うだけで、悲しくて、すごく嫌なんです。

長尾　親の最期について、話したくない？

人生の最終章の医療、誰の意思が優先する？

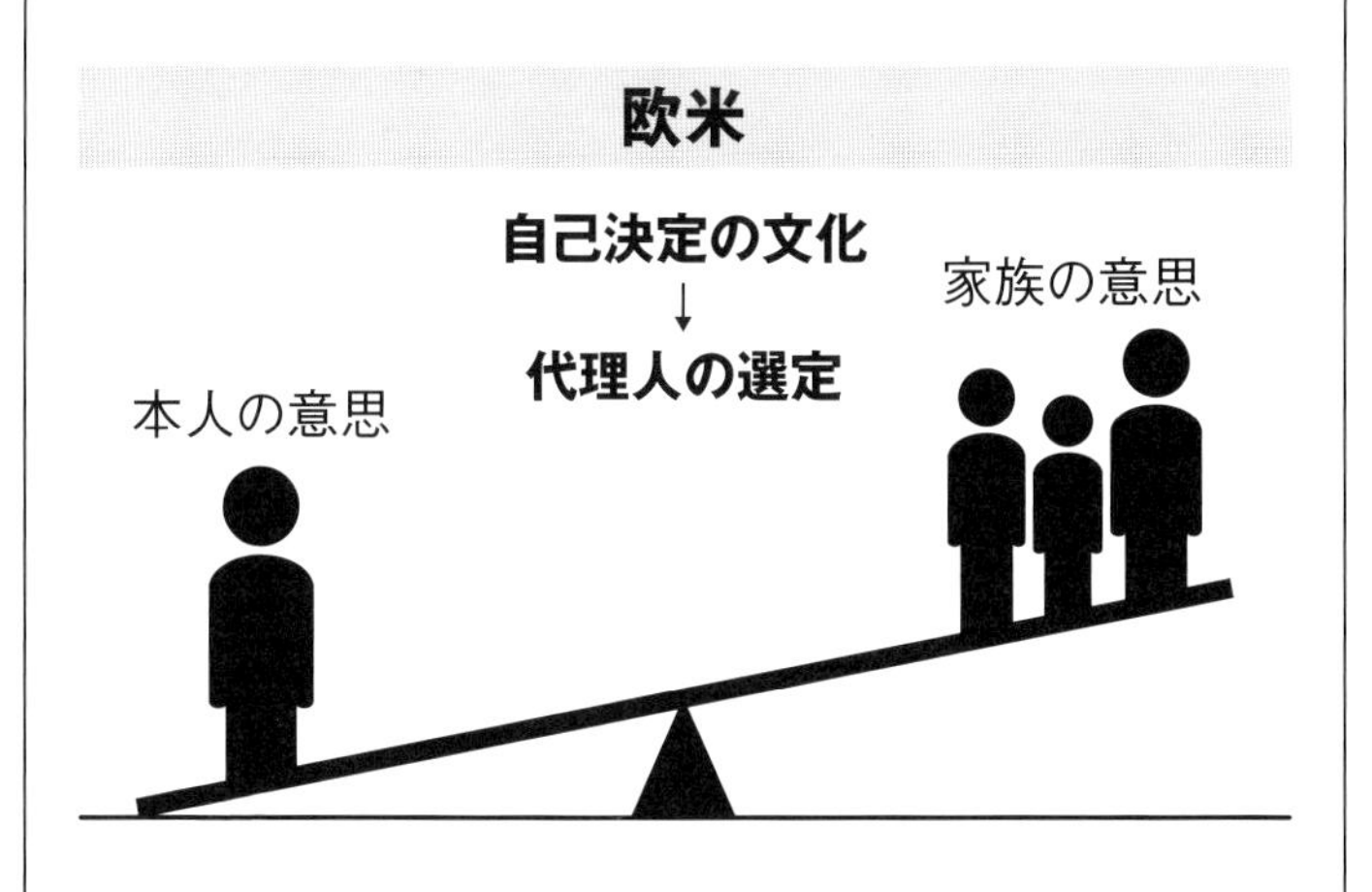

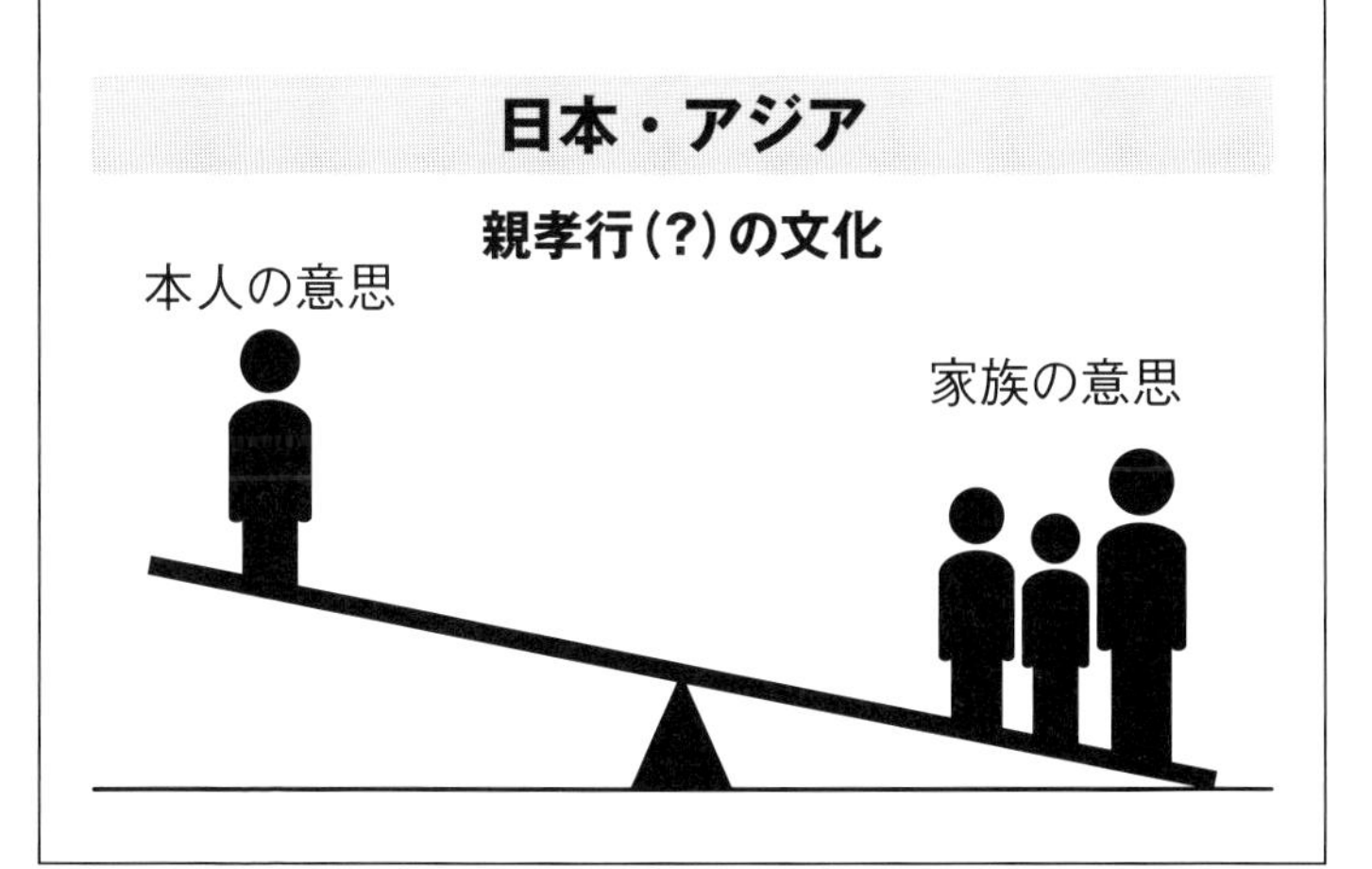

生徒D　話したくないですね。

長尾　親が死ぬことに対して、怖いから、話ができない？

生徒D　そうです。怖くて、想像もしたくありません。考えないで済むのならば、考えないで生きていきたい。

長尾　でも、いつかは訪れることですよ。もしものことがあった時では遅いから、実家に帰った時に話してみよう、と思ったことはないですか？

生徒D　頭ではわかっています。しなきゃいけないんですけれど、避けています。実は、祖母が今、寝たきりの状態で家にいます。胃ろうを造っています。母が介護をしています。でも、そんなおばあちゃんの死を想像するだけでも、恐ろしくて逃げたくなります。

長尾　おばあちゃんはどんな状態？　植物状態？　お話はできますか？

生徒D　話しかけはします。でも、私の話がわかっているのかどうかは……わかんない。

長尾　そうした状態を見て、石原伸晃という政治家が、かつて（２０１２年）「エイリアン」と表現して問題になったことがあります。それについてどう思う？

生徒D　見た目は、そうですね……感情があるのかないのか、わかんないですよ。

長尾　そのおばあちゃんを見て、あなたはどう思う？　もう意思疎通ができない。ちょっと言葉は悪いけれど、植物状態みたいな感じかな？　延命治療で生かされていると思いますか？

生徒D　そうです。そうだけれど……死んでほしくない。死んでほしくないです。（泣き出す）

長尾　おばあちゃんを見て、終末期だと思いますか？

生徒D　……思いません。（嗚咽する）

長尾 ごめんなさいね。泣かせるつもりはなかった。許してください。そう、死んでほしいはずはないよね。

本人は死にたいかもしれない。
でも、家族は死んでほしくはない。

結局、そうなんですよ。それが普通の人間の感情です。以前、医者に「自分が胃ろうが必要になった時、胃ろうを造りますか?」というアンケートをしたら、ほぼ100%の人が自分は嫌だって答えたということが話題になりました。しかし、そんな医者たちでも、「自分の親には胃ろうをする」と半数近くの医者が答えている。自分はやらないものを、親にはやらせる。これについてどう思う?

生徒B　気持ちはわからなくもありません。

長尾　それは、家族愛かな？

生徒B　家族愛だと思います。

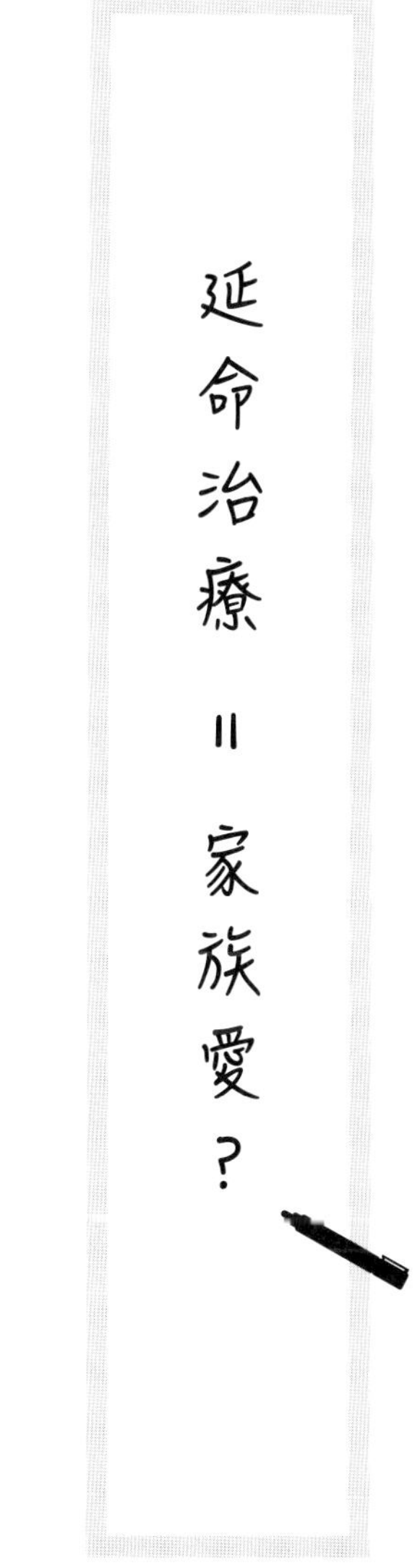

長尾　さっきから延命治療をやる／やらないということで語り合ってきましたが、では、そもそも延命とは何か？　言ってみれば、医学・医療はすべて延命のためにあるのです。たとえば、お父さんが血圧の薬を飲んでいる。何のために飲んでいるか？　これは、延命のために飲んでいる。飲まなかったら、寿命が縮まるリスクが科学的に証明されている。あるいは、

おじいちゃんが糖尿病で、1日に4回もインスリンを打っている、食事するたびに打つ。何のためか？　やはり、延命のためですよ。あるいはがんが見つかって、手術はもうできない状態だと言われた。でも抗がん剤を試そうと提案された。これも、延命効果があるというエビデンスが存在するから試すわけです。胃ろうだって、延命のためです。このように、医学・医療というのは、本来、すべて延命のためにあるのです。

医学・医療はすべて延命のためにある。

しかし、たとえば、子どもの胃ろう、先天性食道閉鎖と言って、生まれつき食道がない病気があります。胃ろうでしか生きられない赤ちゃん、これは延命と呼ぶのは馴染まない感じがする。あるいは、ALS（エーエルエス）という病気があります。嚥下（えんげ）、つまり飲み込むことができないから胃ろうを造ります。これは、延命治療というよりも、福祉用具だと思います。つまり、車椅子とか、松葉杖と同じ役割です。それがあったら普通に生きられる、という意味です。車椅子や松葉杖や眼鏡をわざわざ「延命」と呼ぶのは、大げさに感じますよね。

日本においては、いいとか悪いとかは別にして、「三大延命治療」という言い方があります。ひとつは、人工栄養。胃ろうがそうです。次に人工透析。そして、人工呼吸。だけど、これらを続けていたら、いつまでも延命できるかと言えば、そんなことは、あり得ない。人間はいつか必ず死にます。末期がんの過剰な輸液のようにかえって寿命を縮めてしまう場合もある。だから、延命治療の良し悪しではなく、それが本当に延命治療たり得るのか？　をそれぞれの病態や病期において、考えるべきだと思うのです。僕はよく、こんな言葉を使います。

"延命"と"縮命"の分水嶺（ぶんすいれい）

生徒B　すみません、分水嶺って何ですか?

長尾　日本列島は山脈がずっと連なっているでしょう。あの上に雨が降る。その雨が、最終的にどこに流れるのかという境界線があります。日本海へと注がれるのか、それとも太平洋に注がれるのか? その境目のことを、「分水嶺」と呼びます。治療にも、同じように分水嶺があると僕は考えています。つまり、その治療が延命へ向けたものか、もしくは過剰にやり過ぎてかえって患者さんを苦しめる縮命のほうに向いているのか……。延命治療自体を否定するのではなく、その分水嶺の見極めこそが、必要なのです。

生徒A　つまり、終末期の定義は医学的にはないけれど、その分水嶺を越えたら、実質的に終末期であるということですか?

長尾　その通り。しかし、医療が発達すればするほど、終末期はわかりづらくなっています。「こんなことをすれば、これくらい生きられますよ」と病院は次々と提案をします。様々な方法がある限り、病院には提案をする義務もあるのです。しかも、日本には国民皆保険制度(こくみんかいほけんせいど)という素晴らしい制度があります。

少しお金の話をしましょう。たとえば、人工透析。これには実は、一人あたり年間500万円の医療費がかかります。

生徒A　500万円！

長尾　だけど今は、我が国ではそのほとんどを、健康保険がカバーしています。胃ろうについても同様です。病気になれば、年間何百万単位の医療費・介護費がかかります。一方、ブリタニーさんが亡くなったアメリカは、こうした国民皆保険制度はありません。アメリカ全州で、無保険者が、5千万人以上いると言われています。つまり日本と違って年間500万円相当を払える能力がなければ、人工透析は受けられないのです。特にオレゴン州は、財政の厳しい州なのです。もしかしたら、財政の厳しい州から順に安楽死法を通しているのかもしれません。そうせざるを得ないという社会的背景がアメリカにあることを、日本のメディアは詳しく報じません。

生徒A　たとえば、今、日本だって財政がとても厳しいですよね？　医療費は右肩上がりなんでしょう？　それなら、70歳以下には人工透析は保険でカバーするけれど、70歳以上ならば自費でやってください、みたいなことはできないのですか？　経済破綻を避けるには、そうした方法しかないのでは？

長尾　それは、年齢差別と言われます。性別、年齢で人間を差別してはいけないという大前提があります。そんなことをしたら、「年寄りは死ね！ということか」と叫ぶ人が必ずいます。紛糾するでしょう。それを言い出した政党は、支持率がぐんと下がるでしょう。だから、そんなことを言い出す政治家なんてひとりもいない。今の日本は、本当に社会保障が手厚い。たとえ100歳でも110歳でも、「がんになったら人工呼吸器をつけて1秒でも長く生きたい」という希望がしっかり叶うすごい国なんです。

延命の希望↓たいてい叶う
尊厳死の希望↓たいてい叶わない

しかし、もし日本にＴＰＰ（環太平洋経済連携協定）が入ってきたら、こうした環境は、ガラリと変化します。ＴＰＰが入ってくると、日本もアメリカ型医療に移行していきます。すなわち、金持ち保険と貧乏人保険、そして無保険者に分かれる日がやってくるかもわからない。貧乏人保険では、きっと現状の延命治療は認められなくなるでしょう。現在のアメリカと同じでね。だから、近い将来はもしかすると、日本は尊厳死（平穏死）のできない国ではなくて、尊厳死（平穏死）しか、できない国に変わるかもしれません。その可能性が高い。これはブラックジョークでもなんでもなく現実です。ここにいる皆さんが、老人になる前に訪れる現実なのです。

一同　（無言になる）

長尾　さて、そろそろ時間になりました。長時間、死についてのお話を深めてきました。それではここで、皆さんに最後の質問です。もう一度、改めて伺います。

あなたは安楽死、尊厳死に反対ですか？　賛成ですか？

生徒Ｃ　そもそもですけど、なんか雑な質問ですよね。今のお話を聞いていていて、そんな思いを強くしました。すぐに答えの出る質問ではありません。

長尾 では、日本でのリビングウィルの法制化に賛成ですか？　反対ですか？

生徒C もちろんそれは、拒否できるという前提で、選択肢としてはあっていいんじゃないかと思います、リビングウィルは。雑な質問にあえて答えるのならば、安楽死には反対だけど尊厳死には賛成です。

生徒G 僕はやっぱり、安楽死にも尊厳死にも賛成です。法的担保にももちろん賛成です。選択肢の幅が広まるなら、それに越したことはないと思います。

生徒B 私もGさんと同じ意見です。

生徒A 僕は、安楽死には反対ですが、尊厳死には賛成です。やはり安楽死は自殺という意味合いが強いと思ったので。

生徒D　私は尊厳死には賛成です。そして、安楽死には反対じゃないです。

長尾　え？「賛成」と「反対じゃない」って、どう違うの？

生徒D　賛成とは言いがたいです。でも、安楽死したい人に、「ダメです」と言う権利はないから。反対じゃないのです。

長尾　ありがとう。僕も、君の意見に近いかもしれない。〈日本尊厳死協会〉は、安楽死に反対と言っています。しかし僕は、個人的には、今、Dさんが言ってくれたように、「反対とは言い切れない部分がある」とも思う。

自分自身がブリタニーさんのような状態になった時、医師・長尾和宏としては、「死ぬなんてもったいない、まだ6カ月でも1年でも生きられたはず。だから余命宣告など不要だった」と主張します。

しかし、私人としての長尾和宏は……状況によっては、同じ選択をしないとも限りません。僕は桑田佳祐さんが大好きなんですが、サザンオールスターズの『栄光の男』という歌の中に、「立場がある～から、口に出せないけど～」という歌詞があるんです。まさに、あの境地です。立場があるから、口に出せません。あれ、でも今、口に出しちゃいました。すみません(笑)。

生徒A　最後に教えてください。この先、ブリタニーさんみたいな人の映像がいっぱいネットにあふれて、日本国民の意識が変わって、安楽死が法律として認められた場合……。

長尾　あり得ないです、そんな可能性は、ゼロです。

生徒A　あり得ない想定ですけど、でも、尊厳死法案（リビングウィルの法的担保）が通って、もしも万が一、安楽死法まで通った時に、仮に先生が「安楽死」の希望者に、直接、死に至る注射をしなければいけない立場になられたら、注射をできますか?

長尾　やらない。絶対にやらない。それはやっぱり、できません。

了　2014年11月　東京にて収録

長尾和宏（ながお・かずひろ）

1984年東京医科大学卒業、大阪大学第二内科に入局。1995年兵庫県尼崎市で開業。複数医師による年中無休の外来診療と在宅医療に従事。医療法人裕和会理事長、長尾クリニック院長。医学博士、日本尊厳死協会副理事長、日本慢性期医療協会理事、日本ホスピス在宅ケア研究会理事、日本消化器病学会専門医、日本消化器内視鏡学会専門医・指導医、日本禁煙学会専門医、日本在宅医学会専門医、日本内科学会認定医、労働衛生コンサルタント、関西国際大学客員教授、東京医科大学客員教授。著書多数。

●朝日新聞医療サイト・アピタルに「町医者だから言いたい!」を365日連載中

●個人ブログ「Dr.和の町医者日記」は、人気ブログランキング医師部門1位

●産経新聞兵庫版に「Dr.和の町医者日記」を毎週土曜日連載中

●日本医事新報、医療タイムス等に毎月連載中

【長尾クリニック】

〒660-0881　兵庫県尼崎市昭和通7-242　TEL 080-3038-7274　FAX 06-6412-9081

Mail koho@nagaoclinic.or.jp　http://www.nagaoclinic.or.jp

長尾和宏の死の授業

2015年2月23日　初版第一刷発行

著　者　長尾和宏

デザイン　秋吉あきら（アキヨシアキラデザイン）

special thanks　石川達也　堀井さち子　ナセル永野　南真臣　山田宏樹　山田真登香

編　集　小宮亜里　下村千秋

発行者　木谷仁哉

発行所　株式会社ブックマン社

〒101-0065　千代田区西神田3-3-5

TEL 03-3237-7777　FAX 03-5226-9599

http://bookman.co.jp

印刷・製本　図書印刷株式会社

ISBN 978-4-89308-837-6